Docteur L. ROBIN

MÉDECIN DE LA MARINE

EXTRAIT DE LA FACULTÉ DE MÉDECINE
DE BORDEAUX

(Prix, Médaille d'Argent 1911)

...

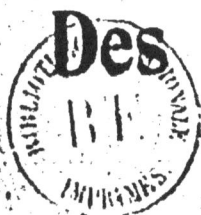

Des Sarcomes

du

corps de l'Utérus

BORDEAUX

IMPRIMERIE DE L'UNIVERSITÉ

17, rue Poquelin-Molière

—

1912

Docteur L. ROBIN

MÉDECIN DE LA MARINE

LAURÉAT DE LA FACULTÉ DE MÉDECINE
DE BORDEAUX

(Prix, Médaille d'Argent 1911)

Des Sarcomes

du

corps de l'Utérus

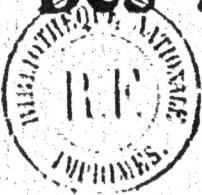

BORDEAUX

Imprimerie de l'Université

17, rue Poquelin-Molière

1912

A MON PÈRE ET A MA MÈRE

Faible témoignage de profonde reconnaissance
et de sincère affection.

A mon Frère,

Le Docteur Emile ROBIN

Médecin de la Marine

ET A SA FAMILLE

A mes Frères,

Les enseignes de vaisseau Guy et Marcel ROBIN

A MES AUTRES FRÈRES ET SŒURS

A TOUS LES MIENS

A MES MAITRES

DE LA MARINE, DES HÔPITAUX ET DE LA FACULTÉ

A MES CAMARADES

DU CORPS DE SANTÉ, DES TROUPES COLONIALES ET DE LA MARINE

A MES AMIS

LES DOCTEURS BEVENGUT, ESQUIER, GUIERRE ET KERVRANN

A Monsieur le Docteur CHEVALIER

Médecin général de la Marine,
Directeur de l'École principale du Service de Santé,
Officier de la Légion d'honneur,
Officier d'Académie.

A Monsieur le Docteur GOMBAUD

Médecin principal de la Marine,
Sous-Directeur de l'École principale du Service de Santé,
Chevalier de la Légion d'honneur,
Officier d'Académie.

A Monsieur le Docteur LAYET

Médecin principal de la Marine en retraite,
Professeur honoraire de la Faculté de Médecine de Bordeaux,
Membre correspondant de l'Académie de Médecine,
Officier de la Légion d'honneur,
Officier de l'Instruction publique.

A Monsieur le Docteur AUCHÉ

Professeur d'hygiène à la Faculté de Médecine de Bordeaux,
Médecin des Hôpitaux,
Officier de l'Instruction publique.

A mon Président de Thèse,

MONSIEUR LE DOCTEUR CHAVANNAZ

Professeur de clinique gynécologique à la Faculté de Médecine de Bordeaux,
Chirurgien des Hôpitaux,
Membre correspondant de la Société de chirurgie de Paris,
Officier de l'Instruction publique.

CHER MAÎTRE,

Pendant les deux mois passés dans
votre service, vous m'avez toujours
réservé un accueil aimable et bienveil-
lant; je ne saurais trop vous en remer-
cier, ainsi que du très grand honneur
que vous me faites aujourd'hui en voulant bien accepter la présidence de cette
thèse.

DES

SARCOMES DU CORPS DE L'UTÉRUS

INTRODUCTION

Les sarcomes du corps de l'utérus sont d'observation relativement rare. Et l'on peut très bien se rendre compte, si nous citons quelques chiffres, que ces néoplasmes s'offrent à l'intervention opératoire en bien moins grand nombre que l'épithélioma ou le fibrome. C'est ainsi que, d'après Piquand et Von Franqué, l'on ne rencontrerait qu'un sarcome pour vingt épithéliomas; et pour Gessner, la proportion serait de un pour quarante.

Par rapport aux fibromes, la fréquence des tumeurs, que nous étudions aujourd'hui, n'est pas plus considérable. Mais, sur ce point, les différentes statistiques montrent seulement les rapports numériques entre le fibrome pur et ce même néoplasme, sur lequel est venu se greffer un processus sarcomateux, tumeur mixte en somme que l'on désigne sous le nom de fibro-sarcome. Et Piquand donne alors le chiffre de deux fibromyomes devenus sarcomateux sur 100 observations de fibromes. Martin et Howard A. Kelly (1909) offrent les nombres, l'un de 6 sur 203, l'autre de 17 sur 1.400.

Quoi qu'il en soit, la rareté indiscutable de cette affection et sa connaissance encore bien imparfaite expliquent le peu de place que lui accordent les différents traités de gynécologie. C'est en partie pour combler ces lacunes que nous avons entrepris cette étude des sarcomes de l'utérus ; et quelques observations, recueillies à Bordeaux dans les différentes cliniques gynécologiques, nous ont servi de base dans l'élaboration de cette thèse.

Nous n'avons point la prétention de faire de cette question une histoire complète et définitive ; nous avons cherché surtout à faire œuvre utile en rassemblant sur la question des documents suffisants pour éclairer un peu ce point encore obscur de la gynécologie.

C'est par M. le professeur Chavannaz que cette mise au point nous a été inspirée. Il a bien voulu nous aider et nous conduire dans nos recherches. Puisse ce modeste travail, que nous livrons à nos juges, répondre à l'intérêt qu'il nous a toujours témoigné et pour lequel nous ne saurions avoir trop de reconnaissance.

Nous ne devons pas, non plus, oublier l'accueil que nous avons toujours rencontré auprès de nos anciens chefs de service et professeurs, MM. les docteurs Bégouin et Villar, qui ont bien voulu mettre à notre disposition les cas de sarcomes rencontrés dans leur clinique hospitalière. Nous leur adressons ici l'hommage de notre profonde reconnaissance.

Nos bien sincères remerciements vont aussi à M. le docteur Pierre-Nadal, pour l'amabilité avec laquelle il nous a toujours reçu, et pour les précieux conseils qu'il a bien voulu nous prodiguer.

Nous ne saurions non plus oublier MM. les docteurs Brandeis et Peyre, qui nous accueillirent avec une grande bienveillance en nous communiquant certains résultats histologiques, certaine observation clinique.

Nous ne donnerons pas ici le plan de notre sujet, qui est celui de toute question de pathologie; nous dirons cependant que notre étude porte sur les deux formes de sarcomes que peut présenter le corps de l'utérus, le sarcome qui se développe dans la muqueuse, et celui qui évolue dans le parenchyme utérin, dans la musculeuse.

CHAPITRE PREMIER

Aperçu historique.

La connaissance des sarcomes utérins est de date relativement ancienne. Vers 1816, Wenzel et Valentin, en 1837, remar-
quèrent certaines tumeurs utérines à évolution rapide et leur
aspect différent du tissu musculaire voisin; ils se servirent du
terme de « dégénérescence sarcomateuse » pour désigner ce
phénomène, mais sans attribuer à ces mots un autre sens que
celui de « malignité ».

Parallèlement, ou un peu ultérieurement à eux, on observait
des faits semblables dans les différentes cliniques étrangères,
en Angleterre surtout, avec Hutchinson (1857) et Callender
(1858); et ces derniers ajoutèrent à cette idée de « malignité »
déjà émise sur ces tumeurs, en observant dans des organes éloignés des noyaux métastatiques de même origine que la néoplasie utérine.

Plus tard, vers 1863, avec Virchow, on voit les études sur les
sarcomes utérins s'orienter vers une voie nouvelle, la recherche
de la constitution histologique de ces néoplasies. Voyant que
celles-ci apparaissaient souvent dans l'intimité ou dans le voisinage de ce qu'il désignait sous le nom de fibrome, Virchow
admit un rapport étiologique étroit entre les deux affections.
Pour lui, la même origine conjonctive devait leur être attribuée;
le sarcome utérin n'était que la prolifération de cellules « embryonnaires » formées aux dépens du tissu interstitiel.

Plusieurs admirent en Allemagne cette hypothèse (Veit, 1867;
Gusserrow, 1870; Hégar, 1871; Rogivue, 1876), ainsi que Dave-

rac, Terrillon en France. En Angleterre, de nouveaux cas de sarcomes utérins étaient publiés sous la dénomination de « recurrent fibroïds » ou fibromes récidivants (Finlay, 1883).

Plus tard (1891), Pilliet et Costes tournèrent leurs recherches vers une autre théorie histogénique. Pour eux, ces formations atypiques, greffées sur un fibrome, devaient avoir uniquement leur origine dans une prolifération des éléments endothéliaux, vasculaires ou lymphatiques.

Cette opinion, admise par les uns, fut rejetée par d'autres, et l'hypothèse d'un « cancer musculaire lisse » fait son apparition avec Paviot et Bérard, en 1897, tandis que Kleinschmidt, Von Kahlden et Claisse, dans sa thèse de 1900, défendent toujours les idées de Pilliet sur l'origine vasculaire des sarcomes.

Mais cette théorie musculaire n'était, en somme, que la résultante d'une hypothèse déjà émise par Bard, la notion de la « spécificité cellulaire » de chaque tumeur. Pour cet histologiste, en effet, tous les types cellulaires de l'économie peuvent donner naissance à des néoplasmes, et chacun d'eux possède une série de tumeurs qui lui est propre. Paviot et Bérard, s'emparant alors de cette idée, l'appuyèrent en publiant leurs cancers musculaires. Devic et Gaillavardin signalèrent aussi la présence possible de myomes malins de l'utérus, en rapportant un cas de « leiomyome utérin ». Actuellement il est fréquent de lire, surtout dans les publications médicales lyonnaises, et sous les noms de Pollosson, Violet, Alamartine, des observations de « sarcomes utérins » dont la constitution n'est autre qu'un ensemble de cellules musculaires.

Nous ne nous arrêterons pas plus longtemps sur cette question historique si rapidement esquissée ; car, dans l'histogenèse, nous serons obligé de revenir et de nous étendre sur certains points de ce court chapitre.

CHAPITRE II

Etiologie.

L'étiologie des sarcomes de l'utérus, comme celle de toutes les tumeurs malignes, en général, est encore très obscure. Tout au plus si, à l'heure actuelle, on a pu noter certains faits coïncidant avec l'apparition de ces tumeurs, certaines causes susceptibles de les favoriser.

On n'a pas été sans remarquer que l'époque de la ménopause devait avoir quelque influence sur l'évolution sarcomateuse. On constate, en effet, que l'âge des différentes malades varie presque toujours entre 45 et 62 ans (Obs. I, V, VI, IX, X, XI...) et que, pour le maximum des cas, l'âge moyen est entre 50 et 60ans. Mais il n'en est pas toujours ainsi ; et sans vouloir affirmer, comme autrefois, que le sarcome est une affection de la jeunesse ou de l'adolescence, on cite plusieurs cas se rapportant à des malades de 15, 13, 2 ans même — tous les auteurs classiques citent ces observations —, et d'autres de 22 (Obs. III), 36 et 38 ans (Obs. XIII, VII). Et nous devons conclure de ces différentes données que si les sarcomes ont une date très critique dans l'âge de la ménopause, ils n'en évoluent pas moins aussi chez les jeunes ; mais ces cas doivent, semble-t-il, être considérés comme des exceptions ou des raretés.

On a aussi voulu, comme cause prédisposante, faire jouer un rôle au traumatisme. Et Villard cite l'observation d'une femme qui, ayant subi un choc dans la région sacrée durant une période menstruelle, aurait présenté, deux mois après, des symptômes de myome malin. De même Laurent rapporte une chute sur le ventre à l'origine d'une prolifération sarcomateuse de l'utérus. Mais nous devons reconnaître que ces observations sont trop peu nombreuses pour permettre de donner quelque valeur à cette influence du traumatisme.

Une question plus importante serait peut-être de savoir si les femmes ayant eu des enfants sont plus sujettes que les nullipares à contracter l'affection qui nous intéresse ? Terrillon, en 1890, semblait admettre l'influence de la nulliparité et il rapportait sur 14 observations deux cas seulement de grossesse — et encore de primiparité. Actuellement, on doit reconnaître que sur ce point c'est une opinion tout à fait contraire qui prédomine : les cas de sarcomes sont, en effet, beaucoup plus fréquents chez les multipares (Obs. V, IX, XI, XII, XIII) et ne s'observent que très rarement chez les vierges (Obs. III).

Certaines causes locales, avortements, métrites, pertes blanches..., paraissent aussi favoriser le développement du sarcome utérin. Mais leur rôle est encore loin d'être élucidé, d'autant plus que ces affections ne précèdent ou n'accompagnent pas toujours le sarcome.

Ce qui a beaucoup attiré l'attention de bien des cliniciens et anatomo-pathologistes, c'est l'apparition d'une production sarcomateuse sur un fibrome longtemps silencieux : quelques-uns ont même prétendu que toujours le sarcome se développait sur un fibrome préexistant, et nous avons déjà montré dans notre introduction, en rapprochant diverses statistiques, la fréquence relative de ces greffes sarcomateuses. Mais la coexistence ou plutôt la succession de deux tumeurs, l'une plus ancienne, l'autre récente, implique-t-elle l'influence de l'une sur la production de l'autre ? Dans certains cas évidemment, cette influence pourrait être admise ; mais elle est loin de pouvoir être démontrée. Et, de plus, existerait-elle, qu'elle n'expliquerait pas l'évolution des sarcomes de la muqueuse et aussi des « sarcomes primitifs » naissant indépendamment de tout processus fibromateux.

Il nous resterait encore à parler non plus des influences favorisantes, mais des causes immédiates qui, nous devons l'avouer,

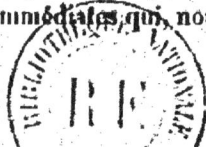

restent encore à l'heure actuelle du domaine des hypothèses. Nous ne nous arrêterons pas évidemment sur toutes les théories basées sur les anomalies du développement, celles de Bard, de Conheim...; ce n'est pas ici, semble-t-il, le lieu de les discuter.

L'hypothèse microbienne aurait été admise par quelques microbiologistes. Et Claisse, en 1900, affirme l'action directe d'éléments microbiens, mais de virulence atténuée, dans la production sarcomateuse greffée sur un fibrome.

Actuellement, avec Ménétrier, on tend à chercher la pathogénie aussi bien des sarcomes de l'utérus que des différents néoplasmes dans l'inflammation. Nous dirons quelques mots de cette théorie toute récente, bien que sa place soit plutôt dans la question des sarcomes en général. Ménétrier eut son attention tout particulièrement attirée sur les affections locales nombreuses précédant l'apparition des néoplasmes : ce serait, pour les sarcomes du corps de l'utérus, les pertes blanches, les métrites, les accidents infectieux souvent consécutifs aux avortements. Et il admit à l'origine des tumeurs une hyperplasie inflammatoire des tissus normaux évoluant vers une néoformation bénigne d'abord, le fibro-myome, — maligne ensuite — le sarcome, de même que l'épithéliome succéderait à l'adénome.

Cette théorie est d'autant plus intéressante que Fischer a montré expérimentalement la production d'un carcinome sur un tissu inflammatoire, créé par l'injection sous-cutanée d'un caustique chimique; mais de semblables recherches demanderaient à être poursuivies longtemps, pour enlever à cette idée de Ménétrier son caractère de pure hypothèse.

CHAPITRE III

Histogenèse.

Les recherches microscopiques ont apporté, dans la connaissance des sarcomes utérins, bien des faits objectifs ; ces données cependant ont prêté à des discussions nombreuses, ont soulevé bien des interprétations. Les différentes expressions employées, fibromes récidivants, dégénérescence sarcomateuse, myome malin, endothéliome, périthéliome sont là pour témoigner de c te variation d'opinion. Nous nous efforcerons de mettre un peu de clarté dans cette question histogénique, en retenant successivement notre attention sur quatre points différents :

    1° Les sarcomes de la muqueuse ;
    2° Les sarcomes de la musculeuse ;
    3° Leurs transformations kystiques ;
    4° Les sarcomes « primitifs » de la musculeuse.

Enfin l'anatomie pathologique de ces diverses formations néoplasiques fera l'objet d'une étude distincte.

1° *Sarcomes de la muqueuse* (Obs. XVI, XVII). — Pour ces sarcomes, l'entente entre histologistes paraît exister aujourd'hui. Il faudrait chercher le lieu d'origine de ces tumeurs dans le stroma endométral, dans le tissu séparant les divers culs-de-sac glandulaires de la muqueuse. Et ce tissu étant constitué par des éléments cellulaires de nature conjonctive, la production sarcomateuse ne serait que la prolifération rapide et anormale de ces mêmes éléments. Cette néoformation se manifesterait par un grand nombre de cellules atypiques, se multipliant vers la cavité utérine — forme polypoïde —, dans la couche profonde de la muqueuse — forme diffuse —, ou dans le parenchyme musculaire — forme infiltrée.

Dans ces dernières années, on a noté la coexistence de sarcome de la muqueuse et de néoplasie épithéliale; et l'on a donné à ces tumeurs les noms de carcino-sarcome, de carcinomes sarcomatoïdes (Von Hansemann, Meyer). Certains auteurs veulent y voir une tumeur formée par l'intrication de cellules atypiques épithéliales et conjonctives primitivement voisines (Forssner). D'autres affirment la transformation des éléments carcinomateux en éléments sarcomateux; et les recherches d'Erhlich et Appolant rendent cette dernière question intéressante. Ne serait-ce pas une simple tumeur mixte? La question est loin d'être encore complètement résolue.

2° *Sarcomes de la musculeuse* (Obs. I, II, III... XVI). — La théorie conjonctive, la plus ancienne, a été défendue en 1871 par Virchow pour expliquer la formation des sarcomes de la musculeuse, encore appelés « sarcomes interstitiels ». Pour cet histologiste, le parenchyme utérin peut être considéré comme formé de deux parties, l'une musculaire prédominante, l'autre conjonctive occupant les espaces interfasciculaires. Cette dernière seule, par une prolifération plus ou moins rapide de ses éléments, engendrerait le sarcome du corps de l'utérus. Cette thèse eut ses partisans en Allemagne dans Birsh-Hirschfeld et Rindfleish. Cornil et Ranvier, en 1902, s'expriment ainsi : « On est actuellement d'accord pour refuser à la cellule musculaire la possibilité de se transformer en cellule sarcomateuse..... On admet aujourd'hui que le sarcome se développe uniquement dans le tissu interstitiel ». Coyne, Pozzi dans son *Traité de de gynécologie* de 1903, s'accordent aussi sur une semblable origine, mais ils font quelques réserves sur la possibilité d'une transformation directe des éléments musculaires. On lit encore, dans la *Pathologie chirurgicale* de Tixier et Lecène : « D'autres auteurs considèrent que, dans le cas de transformation maligne d'un fibrome, ce sont les cellules musculaires lisses qui donnent naissance aux cellules fusiformes sarcomateuses. Pour notre part, nous persistons à admettre que le sarcome, dans ces cas, provient du tissu conjonctif et non des fibres lisses ». Actuellement l'on admet donc encore l'hypothèse de Virchow, et des cliniques gynécologiques de Bordeaux même, nous rapportons quelques observations données par leur auteur comme des sarcomes purement conjonctifs; c'est sur la structure des éléments néoplasiques, leur forme arrondie ou même en fuseau, mais sans figure de transition avec les cellules musculaires, c'est aussi sur les vaisseaux sans paroi propre, que M. le Dr Brandeis s'est basé pour émettre une pareille opinion (Obs. VI, VII, VIII...).

A côté de cette théorie, et par ancienneté, doit se placer l'hypothèse vasculaire, émise par Pilliet et Costes. Pour eux, la prolifération sarcomateuse se manifesterait par un gonflement et une reproduction excentrique, par rapport aux vaisseaux, des cellules endothéliales des capillaires sanguins ou lymphatiques; et la formation fibreuse ne serait que l'évolution de ces mêmes éléments recevant un apport nutritif insuffisant. Avec Ilyenne (1898), Orth et Amann, on a défendu longtemps de semblables idées. Actuellement l'endothéliome utérin est encore admis (Gessner, Boldt, Prince), mais comme très rare, tandis qu'une place plus importante est accordée, surtout en Angleterre, aux transformations cellulaires affectant la paroi externe des vaisseaux, aux périthéliomes (Obs. XIII, XIV, XV).

Plus récente est la théorie myomateuse qui eut quelques partisans en 1895 (Pick et Williams), en 1897 avec Paviot et Bérard, et qui est actuellement bien défendue par l'école lyonnaise. Se basant sur des figures de karyokinèse situées à la périphérie de ces tumeurs, au voisinage des cellules musculaires, s'appuyant aussi sur des procédés d'examen de la forme, du protoplasma, des noyaux cellulaires, Tripier admit cette vue originale de Paviot et Bérard. Villard, dans sa thèse de 1903, Violet, Pollosson, Alamartine le suivirent dans cette voie et bien des observations émanées des cliniques lyonnaises sont publiées sous le titre de « léio-myomes », de « myomes malins ». Des observations encore nous sont offertes par M. le Dr Pierre-Nadal

comme devant se rattacher à cette classe des myosarcomes
(Obs. I, II, III...).

Actuellement, Ménétrier, loin d'être aussi exclusif, définit le
sarcome utérin « une néoplasie complexe à la fois musculaire
et fibreuse, qui peut être le point de départ de néoplasies différentes, en rapport avec les deux variétés de tissu qu'elle ren-
ferme ». Ainsi s'expliquerait donc la variété des opinions émises
à l'endroit des tumeurs malignes du muscle utérin, les uns en
faisant des sarcomes, les autres des myomes malins ou myosarcomes. Plusieurs anatomo-pathologistes paraissent défendre
cette théorie éclectique, et nous les voyons à l'étranger décrire,
pour expliquer la néoplasie sarcomateuse, deux types bien
définis, myoblastique et fibroblastique, dérivant l'un du tissu
musculaire, l'autre du tissu conjonctif. Mais ils n'éliminent pas,
loin de là, l'histogenèse endovasculaire ou périvasculaire et
classent les « sarcomatous degenerations » en :

> Endothéliomes.
> Périthéliomes.
> Myosarcomes (origine myoblastique).
> Myomes sarcomatoïdes (origine fibroblastique).

3° *Transformations kystiques* (Obs. XVIII, XIX, XX). — Nous
ne nous arrêterons pas sur toutes les théories données à l'endroit
des formations kystiques dans les sarcomes utérins : elles sont
trop nombreuses. Dilatation des espaces lymphatiques, transformation myxomateuse (Virchow) ont été longuement discutées.
On a reconnu par l'histologie qu'il n'y a pas kyste, mais pseudo-
kyste, c'est-à-dire une cavité dont la paroi est constituée par le
tissu néoplasique ou par le tissu fondamental de l'organe. Mais
le contenu de ces « géodes » est-il dû à une dégénérescence?
Pour les uns, les cellules néoplasiques seraient en proie à la
nécrose, pouvant aller jusqu'à la déliquescence ; pour d'autres,
surtout Tripier et l'École lyonnaise, les points soi-disant myxomateux ou kystiques ne seraient souvent que des zones œdéma-
teuses et de prolifération cellulaire peut-être plus active. La
prétendue dégénérescence ne serait qu'un simple œdème qui,

par sa quantité même et par distension du tissu néoformé, pourrait donner naissance à des géodes. Cet œdème serait dû à l'hypervascularisation et la stase veineuse consécutive de la tumeur, stase qui expliquerait les hémorragies souvent légères, parfois profuses, dans l'intérieur de ces pseudo-kystes. Sans doute cette opinion peut être admise dans certains cas; mais la théorie dégénérative ou nécrotique ne doit pas être écartée de prime abord. Certains faits, certaines observations pourraient la défendre (Obs. I).

4° *Sarcomes « primitifs » de la musculeuse.* — Il nous resterait à discuter la question des sarcomes primitifs du corps de l'utérus. Mais disons d'abord que ce terme « primitif » est ici impropre. Il n'aurait, en effet, de raison d'être que par opposition avec un noyau métastatique, venu d'un sarcome éloigné et localisé dans l'utérus. Or il n'en est rien; car c'est par rapport à l'absence ou à la présence d'un fibrome que l'on emploie cette expression de sarcome primitif que l'on oppose à « sarcome secondaire à un noyau fibromateux ». Quoi qu'il en soit, certains nient absolument l'existence de ce sarcome primitif et admettent un rapport étroit entre l'utérus fibromateux et l'évolution sarcomateuse (Brault, Pozzi, Faure). Pour eux, tous les sarcomes de la musculeuse ne seraient que des fibro-sarcomes, et quelques-uns, voulant aller plus loin, ont même prétendu qu'il y avait « transformation » des cellules fibreuses ou fibromyomateuses en cellules plus jeunes, sarcomateuses. Bien que ce dernier point soit loin d'être élucidé, on ne nie aujourd'hui, en aucune façon, cette association de plusieurs sortes d'éléments histologiques, dont l'ensemble constitue les fibro-myo-sarcomes. Et nous avouerons que les différentes théories rapportées plus haut s'appliquent surtout à ce groupe de tumeurs.

Mais d'autres anatomo-pathologistes leur ajoutent les sarcomes purs, naissant dans des utérus parfaitement sains et dépourvus de toute néoplasie antérieure. Dorlein, Gersler, Deale en citent plusieurs observations dignes de foi; et nous même, dans nos recherches, nous en avons rencontré quelques-unes, que nous rapportons sans les juger (Obs. IV, XII, XV).

Nous pouvons cependant nous appuyer sur elles, pour montrer que les trois théories conjonctive, vasculaire, musculaire trouvent encore ici leurs différents partisans, pour expliquer l'histogenèse de ces tumeurs. Et les uns qualifient ces néoplasmes de « sarcomes primitifs interstitiels »; les autres prennent pour les désigner les expressions de « sarcomes primitifs périvasculaires », de « myomes malins ».

En somme, cette question de l'histogenèse des sarcomes utérins est encore loin d'être parfaitement élucidée ; elle est même bien diffuse par suite de la multiplicité même des théories. Et l'on voit aujourd'hui certains anatomo-pathologistes n'en admettre qu'une seule; et d'autres, ne voulant pas faire table rase des théories antérieures, en défendre plusieurs (Ménétrier).

CHAPITRE IV

Anatomie pathologique.

——

A. Caractères macroscopiques.

Sarcomes de la muqueuse. — Ces sarcomes se présentent à l'ouverture du péritoine, au cours d'une opération, sous l'aspect d'une augmentation de volume de l'utérus. Celle-ci peut atteindre ou même dépasser la région ombilicale. Le poids de la tumeur, y compris l'utérus, est variable, pouvant aller jusqu'à 3 (Obs. XVII) et 8 kilos (Terrillon). Le corps utérin s'offre avec sa coloration musculaire, et le plus souvent avec sa consistance normales. Quelquefois cependant une rétention hémorragique ou de produits sécrétés par la muqueuse de la cavité peut faire apparaître une demi-fluctuation profonde.

La forme de l'utérus est régulière, sans lobule, sans bosselure. Le col est sain. Le péritoine est parfois adhérent au corps utérin, et recouvre des vaisseaux très dilatés, révélant la forme de sinus. Il n'y a généralement pas d'ascite et pas d'envahissement des organes voisins par la tumeur.

A la coupe, la portion néoplasique peut affecter différents aspects : la forme polypoïde et la forme en nappe ou diffuse.

Le polype sarcomateux, peu mentionné par suite probablement de sa confusion fréquente avec le polype fibreux, s'offre en effet avec toutes les apparences de ce dernier. Il occupe et dilate la cavité utérine ainsi que la portion cervicale. Son volume peut atteindre celui d'un œuf, d'un poing, d'une tête fœtale, et son poids varie dans les mêmes proportions. Un pédicule plus ou moins étroit le rattache à la muqueuse. Sa coloration est pâle, rosée, violacée par place, par suite de sphacèle. Mais sa consistance peu résistante, mollasse et sa section se présentant avec l'aspect d'un tissu mou, pâle, permettent une différenciation possible avec le polype fibreux.

Dans la forme diffuse, bien décrite par Aubry (1896), la muqueuse interne est irrégulière, mamelonnée, ecchymotique, nécrosée par place. La couche néoplasique offre un certain degré de mollesse, de friabilité et une coloration blanc rosé, qui contraste avec le tissu musculaire voisin.

Celui-ci, plus peut-être dans cette dernière forme que dans l'aspect polypoïde, ne présente qu'une hypertrophie notable, une vascularisation assez intense.

La cavité utérine retient parfois un liquide hématique ou séropurulent provoquant la formation d'un hématomètre ou d'un pyomètre, quand il y a obstruction du col utérin par le tissu néoformé.

Sarcomes de la musculeuse. — Comme pour les sarcomes de la muqueuse, ces tumeurs peuvent se manifester par une augmentation de volume de l'utérus; mais ordinairement celle-ci, au lieu d'englober la totalité du corps utérin, se localise à une région, postérieure, antérieure ou latérale. Le plus souvent, la tumeur irrégulière, bosselée, soulève le péritoine, ayant comme rapport avec l'utérus un pédicule ou une base plus ou moins large. Nous avons donc la forme parenchymateuse et la forme sous-péritonéale pouvant être unique ou multiple. Il reste encore, comme pour le fibrome, la localisation sous-muqueuse (Obs. II) rarement observée par suite de l'envahissement rapide de la paroi utérine par le néoplasme.

Le volume de la tumeur est variable, pouvant aller de celui d'une noix (Obs. II) à celui de deux poings réunis (Obs. VI), d'une tête d'adulte (Obs. X).

Son poids varie dans les mêmes proportions jusqu'à atteindre 26 livres (Obs. V) et même 29 livres (Villard).

Sa coloration est rougeâtre; sa consistance est ferme, mais

pas uniformément, par suite des formations pseudo-kystiques fréquentes.

La périphérie de la tumeur est sillonnée de vaisseaux nombreux, dilatés, et présente souvent des adhérences avec le péritoine, l'épiploon.

La vessie, le rectum peuvent offrir, mais à une période déjà avancée de l'affection, une infiltration néoplasique. Et les métastases pulmonaires, hépatiques, péritonéales, veineuses, pour ne citer que les plus fréquentes, sont souvent rencontrées, venant compliquer l'affection primitive.

A la coupe, la cavité utérine est ordinairement saine, de même que le col utérin. La section des parois utérines et du néoplasme peuvent montrer des points blancs rosés de fibromyomes, et à côté des portions grisâtres, ramollies, gélatiniformes, très vascularisées. Quelquefois, il n'y a aucun noyau fibromateux, mais un simple tissu de sarcome, comme en auraient rencontré certains auteurs dans les sarcomes « primitifs » de l'utérus.

Le centre des néoplasmes ou même leurs parties latérales peuvent être occupés par des formations myxoïdes ou nécrotiques, et l'on aperçoit, dans ce dernier cas, des cavités à paroi néoplasique et à contenu séreux ou grumeleux, jaunâtre ou hémorragique (Obs. I).

B. Caractères microscopiques.

Sans faire ici d'étude distincte pour les sarcomes de la muqueuse et ceux de la musculeuse, on peut dire que les sarcomes utérins offrent deux types histologiques : les types globo et fuso-cellulaires.

Le premier affecte surtout les tumeurs à localisation muqueuse. Les éléments cellulaires arrondis, à protoplasma peu abondant, à noyau volumineux, prolifèrent très activement dans la région endométrale, entourant et détruisant les culs-de-sac glandulaires, s'infiltrant parfois dans les interstices musculaires (Obs. XVI). Il n'est pas rare de rencontrer, associées, des cellules rondes et fusiformes; mais une prolifération d'éléments fusiformes cellulaires seuls est chose peu fréquente.

Cette dernière forme appartient surtout aux sarcomes de la région « interstitielle »; les cellules se présentent alors étirées, à noyau fusiforme ou en bâtonnet, à protoplasma clair. Leur réunion engendre des traînées, des faisceaux cellulaires, vus différemment sous le microscope suivant que la coupe est longitudinale ou transversale : c'est ainsi que l'on aperçoit souvent dans les préparations des éléments arrondis, d'aspect globo-cellulaire qui ne sont autre chose que les éléments fusiformes vus dans une coupe transversale. Parfois s'offre un mélange d'éléments ronds et fusiformes avec des cellules de transition entre les deux formations. Parfois aussi, mais plus rarement, le type globo-cellulaire existe seul (Obs. VI, XII).

A côté de ces deux formes bien définies, globo-cellulaire et fuso-cellulaire, l'on peut apercevoir des éléments atypiques curieux dans les deux genres de tumeurs. C'est ainsi que certaines cellules ont une forme irrégulière, anguleuse, polyédrique; d'autres sont volumineuses à noyau unique ou bourgeonnant (Obs. I); dans certains points enfin peuvent apparaître des éléments considérables à noyaux multiples (Obs. II). On s'explique ainsi les différents termes employés pour désigner les néoplasmes présentant de pareilles formes cellulaires : sarcomes à cellules polymorphes, à cellules géantes, à myéloplaxes.

Dans le tissu néoplasique, on remarque une vascularisation ordinairement intense. Des capillaires à mince endothélium, des fentes vasculaires à paroi purement néoplasique s'offrent dans de nombreuses régions. Parfois même la tumeur paraît constituée par une infinité de lacs sanguins, et cette disposition explique la dénomination d'angiosarcome, très peu employée du reste, pour désigner certaines tumeurs vasculaires rares du corps utérin (Obs. XV).

Nous ne parlerons pas des lympho-sarcomes et des sarcomes mélaniques de l'utérus; certains auteurs les citent sans s'y arrêter (Pozzi). Ils doivent être extrêmement rares. Nous n'en avons rencontré aucun dans nos recherches.

Dans ces différentes formes de sarcomes, mais surtout dans ceux de la musculaire, on peut percevoir sous le microscope diverses transformations très apparentes et de trois ordres : myxoïdes, nécrotiques et pseudo-kystiques.

Les points myxoïdes (Obs. V) sont formés d'îlots petits, de cellules rondes ou fusiformes, noyées dans une substance amorphe, transparente, non colorable par les réactifs ordinaires.

Les régions nécrotiques (Obs. I) se présentent à différents stades : l'on aperçoit par endroit des amas de cellules en voie de désagrégation graisseuse ou vacuolaire avec coloration en masse des noyaux et phénomènes de karyolyse. A un stade plus avancé, les éléments cellulaires gisent méconnaissables, déformés, partiellement détruits. La coloration élective des noyaux par l'hématéïne est impossible. Le tissu offre l'aspect d'une masse caséeuse (Obs. I).

Enfin dans les productions kystiques, la paroi est uniquement constituée par les éléments néoplasiques ronds ou fusiformes. La partie interne toute superficielle montre un effritement des cellules sarcomateuses, une nécrose de ces éléments; et le contenu kystique, de quantité variable, offre fréquemment après centrifugation des fragments presque méconnaissables de cellules et d'hématies (Obs. XVIII, XIX, XX).

CHAPITRE V

Symptomatologie.

La symptomatologie des sarcomes du corps de l'utérus est évidemment différente suivant que la tumeur est localisée à la muqueuse ou au parenchyme. Nous devrons donc envisager séparément les signes cliniques présentés par :

    1° le sarcome de la muqueuse ;
    2° le sarcome de la musculeuse.

I. *Sarcome de la muqueuse.* — Nous n'étudierons pas les sarcomes polypoïdes. Leur symptomatologie (hémorragies, leucorrhée, constatation d'une tumeur au niveau du col utérin...) se confond entièrement avec celle d'un polype fibreux. C'est ce qui explique sans doute le peu d'observations de polypes sarcomateux publiées dans ces dernières années.

Pour les sarcomes diffus de la muqueuse, les signes cliniques sont assez nettement différenciés pour en permettre une étude d'ensemble.

A la période de début, les malades ont leur attention tout particulièrement attirée par des troubles fonctionnels qui toujours sont sensiblement les mêmes. Les règles présentent des variations dans leur date d'apparition, leur abondance, leur durée ; les métrorragies surviennent, mais peu accentuées, souvent difficiles à différencier de simples ménorragies. Elles alternent parfois avec des pertes séreuses, hydrorrhéiques, pouvant devenir séro-purulentes, leucorrhéiques et même fétides. Les douleurs enfin, signes quelquefois précoces, s'offrent avec une intensité variable : la malade se plaint le plus souvent de gêne, de sensibilité abdominale, parfois de crises douloureuses violentes revêtant l'allure de coliques intestinales.

A une période plus avancée, ces troubles fonctionnels s'exagèrent et accompagnent l'évolution d'une tumeur abdominale; c'est d'ordinaire à ce moment que les malades viennent consulter le médecin. La palpation renseigne alors sur l'existence d'une masse néoplasique remontant de quelques doigts au-dessus de la symphyse pubienne, pouvant même atteindre la région ombilicale. Cette tumeur se présente médiane, lisse, ovoïde, encore mobilisable. Sa consistance paraît dure, nullement fluctuante. Son examen réveille parfois une douleur profonde. Enfin, le toucher combiné au palper montre que la tumeur n'est autre chose que l'utérus augmenté de volume, qu'il n'y a aucune altération du col utérin, sinon une légère hypertrophie.

Pendant cette période d'état peut survenir une complication, si on peut l'appeler ainsi : le col de l'utérus, fermé par les bourgeons néoplasiques, peut permettre la rétention de sécrétions utérines, hémorragiques ou purulentes, et l'on assiste alors à la formation d'un hématomètre ou d'un pyomètre qui donne une allure différente à la symptomatologie clinique. La malade voit ses pertes sanguines ou séreuses diminuer, puis s'arrêter, tandis que le volume de son ventre s'accroît rapidement. Les symptômes de compression ne tardent pas à apparaître : la respiration est pénible; les troubles digestifs (anorexie, constipation) affaiblissent le sujet; la miction devient difficile, parfois douloureuse; l'œdème envahit les membres inférieurs.

A ce moment l'examen objectif montre une tumeur volumineuse, occupant tout l'abdomen et s'accompagnant d'un œdème de la paroi, d'un réseau veineux superficiel très développé. Cette tumeur est lisse, ovoïde ou sphérique. Elle paraît dépendre du corps de l'utérus. Sa consistance est nettement molle et même fluctuante.

Malgré ces complications hématométriques, malgré l'évolution de la tumeur, l'état général paraît peu altéré, jusqu'à la dernière période de l'affection. A ce moment, l'état fébrile, les troubles digestifs paraissent avoir un retentissement sur tout l'organisme. La malade s'épuise, s'anémie, maigrit. Et son aspect physique rappelle en tous points l'état de cachexie si commun dans le cours d'une affection carcinomateuse de l'utérus.

II. *Sarcomes de la musculeuse.* — La symptomatologie de ces tumeurs est-elle caractéristique ? Nous devons avouer qu'au début les signes cliniques sont loin de permettre l'hypothèse d'un sarcome de la musculeuse. Et cela pour deux raisons : la première, c'est que la plupart du temps l'évolution sarcomateuse vient se greffer sur un fibrome jusque-là silencieux; la seconde qui veut que le sarcome emprunte presque toujours les signes cliniques du début d'un fibrome utérin. Et nous voyons alors les malades accuser les symptômes suivants : des hémorragies sous forme de ménorragies ou de métrorragies, de l'hydrorrhée avec liquide limpide ou légèrement trouble, des douleurs et une augmentation du volume de l'abdomen. Et nous pouvons noter, en passant, que ces symptômes du début diffèrent bien peu de ceux décrits précédemment pour le sarcome de la muqueuse.

A la période d'état, ce tableau clinique persiste; peut-être les métrorragies augmentent-elles d'abondance, mais il est un signe physique qui inquiète, effraye même la malade et l'amène à consulter à bref délai un médecin, c'est l'accroissement rapide du volume de son ventre. L'inspection révèle alors au clinicien un abdomen élargi, surtout dans ses diamètres antéro-postérieurs, et parfois sillonné par des veines superficielles dilatées. On sent, au palper, une tumeur du volume variable, mais bosselée et plus ou moins mobilisable suivant ses dimensions ou ses adhérences. Par endroit la main perçoit une consistance ramollie, une sensation de rénitence, parfois même de fluctuation véritable, qui font penser à des cavités kystiques intratumorales.

Le toucher, de son côté, donne peu de renseignements : le col est ordinairement sain; les culs-de-sac vaginaux sont souvent déprimés par la masse néoplasique. Mais il est, la plupart du temps difficile, même en combinant palper et toucher, d'éta-

blir la connexion intime entre la tumeur et l'utérus. Et cela
s'explique fort bien par ce fait que la malade vient le plus souvent consulter au moment où la tumeur a acquis des dimensions
trop considérables pour permettre un examen objectif complet.

Et quelquefois, la constatation d'un liquide ascitique vient
ajouter à cette difficulté dans l'exploration de la tumeur; mais
cet exsudat, signe, pour certains cliniciens, d'une néoplasie
maligne, est d'ordinaire peu abondant, occupant la partie tout
inférieure de la cavité abdominale.

Pendant cette période d'état, chose remarquable, l'intégrité
de l'état général se conserve presque absolue. Cependant les
troubles digestifs finissent peu à peu par engendrer une diminution de l'embonpoint, un amaigrissement assez prononcé qui
peut, dans certains cas, en imposer pour un état cachectique.

La fièvre peut aussi intervenir, mais peu élevée — 37,5 à
38,5 — attribuée par certains cliniciens aux phénomènes de
nécrobiose intratumorale, à l'auto-intoxication due aux sécrétions du néoplasme, et par d'autres à une simple infection des
annexes.

Et c'est à ce moment que les métastases associées à ces troubles de l'état général font penser à l'évolution d'une véritable
tumeur maligne.

Ces métastases peuvent avoir des localisations multiples, foie,
poumons, reins..., et se manifester par des phénomènes respi-
ratoires, quelquefois même des phénomènes paralytiques, pour
ne citer que les plus fréquents.

Les signes fonctionnels pulmonaires sont alors la dyspnée, la
toux, l'expectoration muqueuse, quelquefois même l'hémoptysie,
coïncidant avec des signes physiques pouvant en imposer pour
une broncho-pneumonie ou un épanchement pleural.

Enfin, l'hémiplégie, la paraplégie peuvent permettre d'affirmer une métastase vertébrale que l'autopsie vient d'ordinaire
confirmer.

CHAPITRE VI

Diagnostic.

————

Le diagnostic des sarcomes de l'utérus, très intéressant au seul point de vue clinique, le serait peut-être plus encore dans l'intérêt même du malade. Et cependant, malgré la connaissance assez exacte de leurs symptômes, on peut dire que ces tumeurs sont d'un diagnostic le plus souvent difficile, sinon impossible. Nous comptons établir cette assertion sur des faits et nous allons passer en revue les affections souvent confondues avec :

1° les sarcomes de la muqueuse;
2° les sarcomes de la musculeuse.

I. *Sarcomes de la muqueuse.* — Ces néoplasmes simulent parfois si complètement des tumeurs d'observation journalière que l'on pense d'emblée à celles-ci écartant même l'hypothèse d'un diagnostic qui ne serait qu'une exception. Et en effet l'épithélioma du corps de l'utérus, le fibrome, le kyste de l'ovaire, affections relativement communes, présentent des signes absolument analogues à ceux du sarcome de la muqueuse.

1° *Epithélioma du corps.* — Par quoi en effet se traduit cliniquement l'épithélioma du corps? Par des hémorragies constantes, plus ou moins profuses, par des écoulements sero-sanguins, parfois fétides, des douleurs, enfin l'affaiblissement progressif du sujet et la cachexie. Or nous avons noté tout cela dans la symptomatologie du sarcome diffus de la muqueuse. L'analyse des signes physiques n'éclaire pas mieux le diagnostic; on trouve en effet dans les deux cas un utérus hypertrophié, mobile, absolument lisse, et parfois douloureux à la palpation. L'examen des ganglions lombaires gros, durs, engorgés de bonne heure, pourrait dans certains cas faire penser au carcinome : mais on ne doit pas oublier que, s'il est rarement rencontré, l'engorgement ganglionnaire n'en existe pas moins quelquefois dans le sarcome de la muqueuse. La clinique est donc impuissante à résoudre la difficulté du diagnostic. Seul le laboratoire pourra, dans certains cas, affirmer le cancer épithélial ou le sarcome, et cela par l'examen d'une portion tumorale recueillie par un curettage. Le microscope seul pourra en effet révéler, par la morphologie des éléments cellulaires, la nature épithéliale ou conjonctive de la tumeur.

2° *Fibrome*. — Quelquefois on croit avoir affaire à un fibrome lorsqu'on se trouve en présence d'un sarcome de la muqueuse ; mais on ne tarde pas à s'apercevoir que ce diagnostic ne peut être conservé. Sans doute les signes fonctionnels, ménorragies, métrorragies, leucorrhée ne présentent dans l'une et l'autre affection aucun point dissemblable, mais les signes physiques permettent d'éloigner l'hypothèse d'un processus fibromateux. Car, tandis que dans le sarcome la tumeur est médiane, lisse, ovoïde, il est rare que la palpation d'un fibrome ne donne une sensation d'irrégularité, de bosselure et de consistance, symptomatique d'une tumeur conjonctive, mais fibreuse.

De plus, le fibrome évolue lentement, paraît d'ordinaire à un âge peu avancé, et son existence influe bien peu sur l'état général. Le sarcome s'offre au contraire rapidement (deux ou trois ans) avec ses symptômes maximum et finit toujours par provoquer une déchéance plus ou moins tardive, il est vrai, de l'organisme.

Enfin, comme dans le cas précédent, l'examen histologique d'un fragment de la tumeur, obtenu par curettage, fera disparaître tous les doutes sur la possibilité d'un fibrome.

3° *Kyste de l'ovaire*. — Fréquente aussi est la confusion possible entre le *kyste de l'ovaire* et le *sarcome de la muqueuse*, mais seulement quand ce dernier se complique d'*hématomètre*. Et cette erreur est excusable, car les symptômes fonctionnels et objectifs engendrés par l'une et l'autre tumeur n'offrent aucune différence.

Nous rencontrons, en effet, dans les deux affections, même absence de pertes sanguines, de pertes séreuses, même tumeur arrondie, à siège abdominal, lisse, molle, et accompagnée de phénomènes de compression plus ou moins accentués suivant le volume du néoplasme.

Évidemment l'impossibilité d'isoler la tumeur de l'utérus serait en faveur du sarcome; mais cette recherche est le plus souvent impossible, vu les dimensions parfois considérables de la tumeur, vu aussi ses adhérences avec le péritoine, l'épiploon, les anses grêles.

Cependant, dans l'histoire clinique du malade, il est un point qui doit retenir l'attention et peut aider au diagnostic. Si l'on apprend, en effet, que les hémorragies, les écoulements séreux, d'abord abondants ont cessé presque subitement, on doit éloigner l'idée du kyste ovarien; et si, de plus, à leur disparition a succédé une augmentation rapide du volume de la tumeur, on possède plusieurs faits en faveur du sarcome avec hématomètre.

Et l'on peut encore confirmer ce diagnostic par l'essai d'introduction d'une sonde ou d'un hystéromètre par l'orifice du col utérin. L'instrument pénètre en effet facilement, quand on se trouve en présence d'un kyste de l'ovaire, tandis qu'il est arrêté, dans le cas de sarcome, par les bourgeons néoplasiques comblant l'orifice interne du col.

II. *Sarcomes de la musculeuse.* — D'après les nombreuses observations que nous avons recueillies, on peut remarquer que le diagnostic de ces tumeurs n'a que bien rarement été apporté avant l'opération. Tout au plus si, dans une seule circonstance, le doute sur l'existence de ces néoplasmes peut diminuer ou même disparaître; c'est quand l'évolution sarcomateuse s'est greffée sur un fibrome silencieux datant de longues années déjà et connu du chirurgien.

Quand en effet ce fibrome connu, au lieu de rester stationnaire ou même de régresser à la ménopause, augmente de volume, entraînant des hémorragies, quand il présente par

endroit une consistance molle et s'accompagne d'un état général relativement bon, on doit aussitôt penser à un sarcome
greffé sur un processus fibromateux.

Mais quand ce fibrome est ignoré, ou quand la tumeur s'offre
à un âge peu avancé, on pense à bon nombre d'affections pouvant en imposer pour le sarcome de la musculeuse : ce sont
encore l'épithéliome du corps de l'utérus, le kyste de l'ovaire et
surtout le fibrome ; et nous devons leur ajouter, mais pour
quelques cas exceptionnels, la péritonite et l'hématocèle.

1° *Épithéliome du corps.* — Nous voyons ce diagnostic porté
dans notre deuxième observation. Et il s'explique par la présence notée d'écoulement sanguin continu, résistant au traitement médical, par l'augmentation moyenne du volume de l'utérus, par le teint pâle de la malade. Quelquefois les douleurs,
l'ascite même viennent ajouter à la similitude des deux affections. Mais d'ordinaire le diagnostic est assez facile : il est rare,
en effet, que le sarcome se présente sous la forme d'un petit
noyau sous-muqueux comme dans notre observation II. Et de
plus les caractères de l'écoulement, l'engorgement ganglionnaire précoce, l'état de cachexie rapide et, si c'est nécessaire, le
curettage explorateur mettront d'une façon évidente sur la voie
du diagnostic de carcinome. La curette, en effet, trouvera, dans
le sarcome, la muqueuse intacte ; dans l'épithéliome, elle
ramènera des masses bourgeonnantes dont l'examen histologique confirmera encore le diagnostic.

2° *Kyste de l'ovaire.* — Quand les signes fonctionnels sont
insignifiants, quand la tumeur est assez volumineuse, fluctuante,
et que la connexion du néoplasme avec l'utérus est impossible à
déterminer, on pense évidemment à un kyste de l'ovaire. Il est
bien certain que, s'il est impossible de reconnaître l'origine utérine de la tumeur, le diagnostic paraît devoir s'imposer. Tout
au plus si quelquefois l'écoulement séreux ou sanguin abondant
dans le sarcome, souvent insignifiant dans le kyste ovarien, fera
naître le doute dans l'esprit du clinicien.

Mais supposons que les pertes sanguines, les connexions
entre l'utérus et le néoplasme permettent d'éloigner l'idée

d'une tumeur ovarienne, pensera-t-on à un sarcome de la musculeuse ? Non ; on portera plutôt le diagnostic de fibrome cavitaire et, comme nous le verrons plus loin, il sera souvent bien
difficile d'y renoncer.

3° *Fibrome.* — Cette idée d'un fibrome œdémateux ou même
kystique, en présence d'un sarcome à évolution sous-péritonéale,
peut fort bien s'expliquer ; car tous les signes cliniques du sarcome, hémorragies, douleurs, tumeur de volume variable, bosselée, molle par endroit, rappellent en tout point la symptomatologie du fibrome cavitaire.

Il y a quelques faits qui, sans contredire complètement le
diagnostic, pourront entraîner le clinicien vers le doute, l'hésitation. D'abord, l'évolution du fibrome est de longue durée,
tandis que celle du sarcome est relativement rapide. En second
lieu, le fibrome se révèle la plupart du temps à un âge peu
avancé ; mais cette dernière objection n'a que bien peu de
valeur, car nous savons que le sarcome des jeunes, s'il est peu
fréquent, n'en existe pas moins. Enfin, l'état de cachexie du
malade permettrait d'éloigner l'idée de fibrome ; mais il sur-
vient quelquefois bien tard dans le cours de l'affection sarcomateuse.

4° La *péritonite,* l'*hématocèle* ont aussi prêté à confusion avec
le sarcome de la musculeuse.

Parfois, les troubles digestifs, la douleur localisée, l'état
fébrile, le ballonnement du ventre et même la présence d'une
tumeur entourée de zones de sonorité dues aux anses intestinales adhérentes ont pu faire penser à une péritonite partielle.
Mais dans cette dernière affection, les troubles digestifs sont
toujours plus accentués, l'état général plus altéré que dans le
sarcome ; de plus, les caractères de la tumeur, son évolution
assez longue, sa connexion avec l'utérus, associés aux métrorragies, permettront d'éloigner l'idée d'une péritonite.

Quant à l'*hématocèle,* si son diagnostic a pu se poser parfois,
c'est que probablement le clinicien assistait à une complication
rare, il est vrai, de l'évolution sarcomateuse. Nous savons, en
effet, que dans le cours de cette affection, une rupture vasculaire

ou même utérine (Obs. XV) peut provoquer des symptômes d'hémorragie grave.

Nous ne nous arrêterons pas plus longtemps sur ces deux derniers diagnostics différentiels qui se posent très rarement ; nous retiendrons seulement de cette étude certains points.

Le sarcome diffus de la muqueuse est absolument impossible à différencier du cancer du corps de l'utérus sans le secours du laboratoire, tandis que le sarcome avec hématocèle ne peut être confondu avec le kyste de l'ovaire en se basant sur certains symptômes fonctionnels et objectifs de l'une et l'autre affections.

Le sarcome de la musculeuse doit de suite se présenter à l'esprit du médecin quand il assiste à l'augmentation rapide d'un fibrome connu, mais longtemps silencieux.

Enfin, le sarcome apparaissant d'emblée, sans fibrome antérieur, est toujours confondu soit avec un épithélioma du corps utérin, — mais assez rarement, — soit avec un kyste de l'ovaire, et surtout un fibrome cavitaire. Et, dans ces différents cas, l'anatomie pathologique seule pourra trancher la difficulté du diagnostic, mais malheureusement après l'acte opératoire.

CHAPITRE VII

Pronostic et Traitement.

Le sarcome de l'utérus, qu'il soit localisé à la muqueuse ou à la musculeuse, peut être considéré comme une affection grave et même fatale. Les sarcomes de la muqueuse ont une durée de deux, trois, quatre ans; Aubry prétend qu'ils peuvent évoluer en huit, dix et même vingt ans, mais il se demande lui-même si, dans ces différents cas, on n'a pas affaire à des sarcomes tardifs venant se greffer sur des lésions de métrites déjà anciennes. Quant aux sarcomes de la musculeuse, ils se terminent tous et toujours après un laps de temps variant de quelques mois à quatre et même cinq ans (Villard).

La fin, dans l'une et l'autre affection, est quelquefois due aux progrès de la cachexie; mais on voit généralement survenir, à cette période ultime, l'envahissement des organes voisins, de la vessie, du rectum et surtout les accidents pulmonaires dus à des noyaux métastatiques semés dans l'organisme. Et ces différentes complications ne tardent pas à conduire le malade vers une mort certaine, si l'intervention chirurgicale ne vient entraver ou arrêter l'évolution et l'accroissement rapide de ces tumeurs.

Mais quelle opération le chirurgien doit-il pratiquer en présence d'un sarcome de l'utérus ? Possède-t-il toujours des signes suffisants pour conduire, diriger son choix ? Sans doute, dans les cas bien établis de sarcome, comme pour toute tumeur maligne de l'utérus, c'est l'exérèse large, l'hystérectomie abdominale totale, qui paraît devoir s'imposer. Et, quand on a affaire à un sarcome de la muqueuse, qui peut être déterminé par les moyens offerts par la clinique et le laboratoire, cette opération doit être décidée rapidement et pratiquée sur-le-champ.

De même, quand on voit un fibrome manifester par son augmentation rapide et par ses changements de consistance une évolution maligne, cette hystérectomie totale doit encore se présenter à l'esprit du chirurgien. L'on est même allé plus loin, et c'est ainsi que Klebs, Küstner, Richelot ont discuté longuement sur la prééminence de la totale sur la subtotale dans tous les cas de fibrome bénin et silencieux. Howard A. Kelly a préconisé l'examen macroscopique et la section de la pièce fibromateuse avant ou immédiatement après son ablation; et si une consistance mollasse, une coloration blanc-grisâtre, un piqueté hémorragique, des pseudo-kystes se montrent dans la tumeur, on doit, d'après Kelly, terminer l'opération par l'ablation totale de l'utérus néoplasique. Nous ne discuterons pas ces différents points, pas plus qu'un examen microscopique difficile, presque impossible pendant l'opération; mais nous dirons que la plupart des chirurgiens pratiquent encore l'hystérectomie subtotale dans ces cas de fibrome; ils jugent sans doute inutile, et à juste titre, de substituer une opération plus grave — hystérectomie totale —, à une moins grave — hystérectomie subtotale —, pour un fibrome sans gravité immédiate.

Mais cette question intéressante nous a conduit un peu en dehors de notre sujet. Et si nous revenons à notre discussion sur le choix opératoire pour sarcome de la musculeuse, nous pouvons dire que la confusion entre cette dernière affection et l'épithélioma du corps est de peu d'importance, puisque dans les deux cas c'est la même opération — hystérectomie totale —, qui doit être tentée. Mais, quand on se trouve avoir affaire à un sarcome, — affection maligne — et que l'on porte le diagnostic de fibrome cavitaire, parfois après celui de tumeur ovarienne, il est rare que l'on pratique l'exérèse large; beaucoup de chirurgiens s'en tiennent à l'amputation de l'utérus au-dessus de la région cervicale, à l'hystérectomie subtotale, que vient plus tard désapprouver l'examen histologique de la tumeur.

Quelle doit donc être l'attitude, la conduite à tenir pour l'opérateur en présence de ces sarcomes méconnus? Et d'abord sont-ils toujours complètement méconnus? Il arrive bien parfois que le chirurgien, en face d'un malade, ne reconnaît pas les signes de l'affection, doute, hésite et fait de nombreuses réserves sur le diagnostic qu'il ose poser. Eh bien! il doit souvent en être ainsi pour le sarcome, et certains symptômes, tels que l'augmentation rapide de la tumeur, ses changements de consistance, parfois l'état général du sujet, font sans doute penser à une évolution néoplasique maligne, tandis que tous les autres signes s'opposent à une pareille idée. Cet état d'hésitation ne doit cependant avoir aucune influence sur le choix opératoire. Et le seul traitement qui s'impose dans ces cas douteux de sarcome est, semble-t-il, l'hystérectomie totale; le diagnostic anatomo-pathologique vient d'ordinaire confirmer l'opportunité d'une pareille opération.

Mais quand l'erreur de diagnostic ne peut être modifiée au cours de l'examen clinique du malade, quand on croit fermement à un fibrome, au lieu d'un sarcome, que le chirurgien s'en tienne donc à l'hystérectomie subtotale; il ne doit pas toutefois oublier de confier l'utérus néoplasique au laboratoire pour un examen histologique approfondi. Cet examen permettra, sans doute un peu tard, de modifier le diagnostic clinique, d'affirmer le sarcome; mais il conduira peut-être le chirurgien à pratiquer une intervention secondaire, à enlever la portion cervicale utérine laissée au cours de la première opération.

Si ce choix de l'intervention doit toujours préoccuper le chirurgien, il est peut-être une question aussi importante, la date de l'opération. Il est évident qu'un traitement chirurgical précoce donnerait des résultats probablement excellents, mais il est la plupart du temps impossible; les malades ne viennent ordinairement réclamer le secours du chirurgien qu'à une période avancée de l'affection, quand la tumeur a déjà acquis un volume assez considérable, quand les phénomènes de compression sont trop accentués. Aussi ne recommandera-t-on jamais assez aux médecins de conseiller, et très vivement, l'intervention chirurgicale à leurs malades dès l'apparition chez elles d'une tumeur, même d'un diagnostic difficile, d'origine utérine ou ovarienne.

Peut-être pourra-t-on de cette façon diminuer les résultats encore aujourd'hui peu favorables des interventions; et c'est là la question que nous allons envisager maintenant, le pronostic opératoire actuel, passant sous silence le traitement palliatif des sarcomes inopérables, et même la radiothérapie préconisée par Grad.

Les suites immédiates de l'opération paraissent assez favorables et on voit les malades sortir, et en apparence guéries, après 15, 20 ou 30 jours d'hôpital. Mais il n'est pas rare d'apprendre quelques mois, deux, trois ans après, que les signes de sarcome ont refait leur apparition; certaines malades ont présenté des récidives sarcomateuses localisées à la cicatrice abdominale, au moignon utérin; et la plupart ont succombé à des affections pulmonaires ou pleurales dues à des métastases de même origine que la tumeur initiale. Une forme histologique de sarcome, le périthéliome, aurait cependant, d'après Lockyer et Alban Doran, un pronostic opératoire durable, et ces deux auteurs citent le cas d'une malade qui, plus de six mois après l'intervention, était en parfait état de santé.

Nous ne discuterons pas ce pronostic satisfaisant d'une forme histologique qui est loin d'être admise par tous, mais nous dirons en terminant que les résultats immédiats et éloignés d'une opération pour sarcome seront toujours d'autant plus favorables que cette dernière sera choisie et pratiquée de bonne heure. Nous nous sommes efforcé de mettre en lumière le premier point, le choix de l'intervention, et nous laissons aux médecins qui doivent conseiller l'opération à leurs malades, le soin de permettre l'ablation précoce et totale d'un utérus sarcomateux.

OBSERVATIONS

I. Sarcomes de l'utérus d'origine musculaire.

OBSERVATION I (inédite).

Due à l'obligeance de M. le professeur CHAVANNAZ. — Examen histologique
de M. le Dr PIERRE-NADAL.

Myosarcome utérin.

Mlle X..., âgée de 15 ans, est adressée par le Dr Philippot. Rien de
particulier dans les antécédents, sauf cependant, il y a deux ans, elle
a présenté durant quelques mois une suspension de ses règles, incident qui a conduit à un examen de l'abdomen.

A ce moment-là, on a constaté l'existence d'une tumeur globuleuse
pour laquelle le diagnostic de fibrome utérin a paru devoir s'imposer.

Nous sommes appelé par le médecin traitant auprès de la malade,
parce que, depuis environ trois semaines, elle se plaint de souffrir
de l'abdomen. L'examen objectif démontre la présence d'une tumeur
remontant un peu au-dessus de l'ombilic et à siège nettement utérin.
La palpation prouve l'existence d'une douleur se manifestant à la
pression. Dans ces conditions, la température est prise immédiatement : le thermomètre s'élève à 38,5.

Le diagnostic de fibrome utérin sphacélé nous paraît devoir s'imposer et nous décidons d'intervenir.

L'opération est faite le 22 octobre 1910, et en raison des craintes
de sphacèle, c'est l'hystérectomie totale qui est pratiquée. Celle-ci

permet de retirer un utérus très volumineux. L'opération est bien
supportée par la malade et dure 37 minutes. On pratique la péritoni-
sation, le drainage par voie hypogastrique à l'aide d'un drain en
caoutchouc, et par la brèche vaginale à l'aide d'une mèche de gaze.

Les suites immédiates sont bonnes. La malade guérit par première
intention et se lève vingt jours après l'opération.

Rentrée chez elle, elle ne tarde pas à présenter les signes d'un
épanchement pleural droit. Elle a de très légères hémoptysies et elle
succombe un peu plus de deux mois après l'opération, vraisembla-
blement à une sarcomatose pleuro-pulmonaire.

ETUDE ANATOMIQUE DE LA PIÈCE. — *Examen macroscopique* : Poids
de la tumeur, 1.050 grammes. La masse utérine extirpée par l'hystérectomie totale est à peu près régulièrement piriforme; elle est
sensiblement lisse. Sa ligne n'est troublée que par quelques petits
nodules d'importance minime, revêtant l'aspect de pastilles enchâs-
sées dans sa paroi; un autre, du volume d'un petit œuf de poule,
fait saillie dans le ligament large. Ces nodules ont l'aspect, la consistance et les caractères, à la section, du fibromyome le plus classique.

La cavité utérine, considérablement agrandie, mesure dix centimètres environ, mais la muqueuse est lisse et ne contient aucune végé-
tation anormale.

La section de la tumeur montre que celle-ci est essentiellement
constituée par un volumineux nodule développé en arrière et un peu
à gauche. Le centre de cette tumeur est ramolli et nécrosé. Il existe
une énorme cavité de désintégration anfractueuse et contenant une
pulpe semi-liquide.

Cette zone totalement nécrosée et les régions voisines, c'est-à-dire
les deux tiers supérieurs de la tumeur, présentent une structure un
peu particulière qui attire l'attention et fait soupçonner la dégénérescence maligne : le tissu en est d'un blanc plus opaque, moins
nacré; sa mollesse est remarquable. Le raclage n'y provoque à aucun
degré le cri utérin. De fines stries hémorragiques s'y remarquent en
plusieurs points.

Le reste de la tumeur, au contraire, présente les caractères écla-
tants du myome vulgaire : blancheur nacrée, consistance ferme,

tissu coriace à la dissociation, cri utérin facile, fasciculation tourmentée et noueuse.

La tumeur dégénérée, aussi bien que les petites tumeurs fibromateuses accessoires, se distinguent très nettement en tout point de la couche musculaire utérine, extrêmement hypertrophiée et dont l'épaisseur atteint en certains points jusqu'à 22 millimètres.

2° *Examen microscopique.* — Les fragments examinés portent : 1° sur les points de la tumeur relativement conservés; 2° sur les points de ce même néoplasme en fonte nécrotique totale.

La structure du néoplasme varie suivant les points considérés. Par place, elle diffère à peine d'un myome bénin, à développement seulement un peu rapide. Les éléments fibro-musculaires y sont très allongés, fusiformes; leurs noyaux également très longs y révèlent parfois la forme en bâtonnet légèrement sinueux; ils sont très régulièrement serrés les uns contre les autres. Leur volume est uniforme et constitue des masses fasciculées assez régulièrement orientées autour des vaisseaux. La vascularisation elle-même est assez riche et bien ordonnée.

Dans d'autres points, au contraire, le tissu présente une abondance nucléaire extraordinaire et surtout des anomalies très considérables de ces noyaux, dont les uns sont simplement volumineux, parfois énormes, les autres de forme tout à fait bizarre, en anneau, en croissant ou présentant des bourgeonnements multiples. Entre ces deux apparences extrêmes, on rencontre tous les intermédiaires; mais le tissu moyen présente la structure du sarcome fasciculé à grosses cellules.

Même dans ces points de structure relativement conservés, on constate dans les préparations en dehors des phénomènes hyperplasiques, l'existence de phénomènes de régression et de nécrobiose, coloration en masse des noyaux, pyknose, phénomène de karyolyse, désagrégation graisseuse ou vacuolaire du protoplasme. Il est probable que les mêmes conditions qui ont favorisé le développement extrêmement rapide de la tumeur ont facilité aussi ses altérations nécrotiques.

Pour les fragments en pleine nécrose, la structure n'en est, pour ainsi dire, plus reconnaissable; mais on la devine, quand on a pris le soin d'étudier préalablement les autres préparations. Les grandes lignes d'ailleurs en sont seules apparentes. Le détail des éléments cellulaires ne se distingue plus; en particulier plus aucun noyau ne se colore électivement par l'hémateïne. En certains points le tissu forme une masse aussi profondément désorganisée que le caséum tuberculeux.

OBSERVATION II (inédite).

Due à l'obligeance de M. le professeur CHAVANNAZ. — Examen histologique de M. le Dᵣ PIERRE-NADAL.

Myosarcome utérin.

Mᵐᵉ X..., âgée de 66 ans, a été longtemps soignée pour des accidents qualifiés de métrites. Elle a subi un curettage et une réfection du périnée. La ménopause s'était établie un peu après la cinquantième année, lorsque, il y a un an environ, elle a commencé à présenter un écoulement sanguin par les voies génitales. Cet écoulement, assez discret d'ailleurs, a résisté au traitement médical et au repos. Mᵐᵉ X... est une femme présentant un degré d'embonpoint considérable, mais ses téguments et ses muqueuses sont pâles.

L'examen objectif dénote un utérus augmenté de volume. Le col est parfaitement sain. L'organe est mobile. Le diagnostic d'épithélioma du corps semble devoir s'imposer.

L'hystérectomie abdominale totale est pratiquée le 19 novembre 1910. Les premiers jours, tout semble marcher à souhait, lorsque, vers le dixième jour, la malade offre les signes d'une broncho-pneumonie gauche, pour laquelle on met en œuvre la révulsion, la médication par l'alcool, la digitale et la création d'un abcès de fixation. Les phénomènes stéthoscopiques de la broncho-pneumonie s'amendent, mais la fièvre persiste; et la plaie est guérie par première intention, lorsque la malade succombe brusquement, vingt jours après l'intervention opératoire.

ÉTUDE ANATOMIQUE DE LA PIÈCE. — 1° *Examen macroscopique :* L'utérus est à peu près triplé de volume (observons qu'il s'agit d'un

utérus séni..). Il est globuleux. Sa consistance est seulement un peu
ferm. ... n devine déjà l'existence d'un noyau central.

A la section, on trouve implantée sur la paroi postérieure de la
cavité utérine, dans sa zone moyenne et faisant saillie dans sa cavité,
une tumeur du volume d'une noix, arrondie, légèrement mamelonnée, rattachée à la paroi par un collet sous pédicule véritable.

La muqueuse de la cavité utérine est lisse en tous points et se
réfléchit sur la tumeur, sans présenter de caractères anormaux.

La consistance est ferme et, au premier abord, il semble qu'il
s'agisse d'un fibrome sous-muqueux; mais lorsqu'on coupe cette
tumeur, on reconnaît bien avoir affaire à un néoplasme malin. Le
tissu ne crie pas sous le couteau; il est dépressible et sa fermeté au
palper n'était due qu'à sa tension. Il n'y a cependant ni zone ramollie, ni zone nécrosée, ni hémorragie interstitielle.

2° *Examen microscopique :* La structure générale de la tumeur, sa
lobulation, la répartition de ses vaisseaux, tout concourt à nous
faire considérer ce néoplasme comme ayant été initialement un
myome vulgaire. En certains points des préparations d'ailleurs, la
structure myomateuse est parfaitement conservée. On distingue là,
comme dans tous les leïo-myomes, deux tissus tranchant assez nettement l'un sur l'autre : l'un des deux présente les caractères du muscle lisse, noyaux fusiformes ou même en bâtonnet dans les coupes
longitudinales heureuses; corps cellulaire extrêmement allongé,
finement strié dans sa longueur, et présentant pour la coloration par
l'éosine une affinité collective. L'autre tissu, tissu de charpente, présente une coloration pâle; il est constitué de rares cellules dissémi-
nées dans une substance fibrillaire très délicate, avec une tendance
marquée à l'infiltration œdémateuse.

Mais, en d'autres points, les caractères changent : les noyaux cellulaires deviennent innombrables, serrés les uns contre les autres,
ne laissant entre eux que fort peu de place pour le corps cellulaire
très réduit. La coloration rouge intense fixée par le tissu musculaire
ne se manifeste plus ici. La charpente même est réduite à des fentes
vasculaires ou à des suffusions hémorragiques qui dessinent les
lignes de séparation des lobules; mais le caractère le plus remarquable est la présence en cette zone d'innombrables figures de mons-
truosité cellulaire ou nucléaire.

En dehors des noyaux, encore assez régulièrement fusiformes et de volume modéré, il en existe d'hypertrophiés à tous les degrés; quelques-uns atteignent jusqu'à 30 et 40 fois les dimensions de ceux d'un myome normal. Un certain nombre de cellules sont plurinucléées, avec des noyaux souvent inégaux et même bourgeonnant. Ce sont là des caractères qui ne laissent aucun doute sur la dégénérescence maligne de ce néoplasme et sa tendance à un développement extrêmement rapide.

Aucune dégénérescence nécrotique n'existe dans la tumeur. On n'y rencontre pas non plus le moindre vestige épithélial profond, malgré son voisinage avec la cavité utérine.

Il s'agit, en somme, d'un sarcome du type fasciculé, à grosses cellules, développé selon toute apparence sur un myome préexistant, ou, plus exactement peut être, d'un myosarcome ayant pris d'emblée les allures d'une tumeur maligne.

Observation III (inédite).

Due à l'obligeance de M. le professeur CHAVANNAZ. — Examen histologique de M. le Dr PIERRE-NADAL.

Myosarcome de l'utérus.

X..., 22 ans, demeurant à Libourne, vient consulter son médecin parce que, depuis le mois de juillet 1911, elle perd du sang.

Dans ses antécédents, on note que son père est mort de pleurésie, il y a huit ans. Elle a deux frères et une sœur; un de ses frères serait mort à l'âge de 18 ans de pleurésie consécutive à une fièvre typhoïde. Sa mère est en bonne santé.

Elle-même s'est toujours très bien portée. Elle n'a eu que la coqueluche en bas-âge.

Réglée à 11 ans, ses règles ont toujours été très régulières; elles duraient cinq jours, étaient abondantes, contenant souvent des caillots, douloureuses pendant toute la durée de l'écoulement sanguin.

Pertes blanches intermenstruelles abondantes depuis de nombreuses années ; jamais de douleur à la miction ; jamais de pertes verdâtres empesant le linge ; jamais d'hydrorrhée.

La malade se portait très bien lorsqu'en juillet 1911, à l'occasion d'une période menstruelle, elle eut une très forte hémorragie, qui n'avait été précédée d'aucun signe de grossesse ; depuis, elle n'a cessé de perdre, en très petite quantité du reste, mais tous les jours.

Malgré cet écoulement continu de sang, elle reconnaissait aux époques normales les périodes menstruelles.

A part cet écoulement, rien d'anormal n'était survenu ; elle ne souffrait pas, n'était pas gênée pour uriner ; sa constipation habituelle n'était pas exagérée ; pas d'œdème des membres inférieurs. Pas d'altération de l'état général. Pas de fièvre. Mlle X... constatait seulement une augmentation anormale du volume de son ventre.

A l'examen, au début de novembre, l'état général paraît bon, le ventre est souple et la palpation révèle une masse sus-pubienne, plongeant vers la cavité pelvienne. Pas d'ascite.

Le toucher montre un hymen conservé, un col normal surmonté d'un utérus volumineux, mamelonné, dur, mobile.

Rien aux autres appareils.

On porte le diagnostic de fibrome utérin à type hémorragique.

Opération le 21 novembre : Laparotomie médiane sous-ombilicale. Hystérectomie subtotale facile.

Suites opératoires extrêmement simples.

Examen anatomique de la pièce. — 1° *Examen macroscopique :* L'utérus enlevé est augmenté de volume et porte un certain nombre de nodules néoplasiques ayant l'apparence du fibro myome vulgaire. Leur volume varie de la grosseur d'une noisette à celle d'une orange.

A la section, la plupart d'entr'eux présentent les caractères classiques du myome vulgaire ; mais l'un d'eux se distingue par une coloration très particulière d'un blanc rosé analogue à celle que présentent ces mêmes tumeurs au début de leur sphacèle aseptique, mais un peu plus pâle. La consistance est mollasse. Il n'y a pas de cri utérin par le grattage. On se demande même s'il ne s'agit pas d'un foyer de nécrose.

La muqueuse utérine est indemne de production adénomateuse.

2° *Examen microscopique :* On se trouve manifestement en présence d'une tumeur myomateuse au début de sa transformation maligne. Les parties prélevées pour l'examen avec le soupçon de nécrose sont précisément celles où le processus sarcomateux se manifeste indiscutable. On y observe tous les caractères du sarcome fasciculé, à savoir : cellules fusiformes, volumineuses, nombreuses, à noyaux richement chromatiques, très serrées et séparées par une substance intercellulaire presque nulle. Les vaisseaux sont innombrables et lacunaires sans paroi propre. Les mêmes formes mégacellulaires que l'on observe dans les sarcomes les plus avérés s'observent ici en divers points. Par place, l'orientation périvasculaire ébauche presque des figures périthéliales.

D'autres points des préparations, tout en manifestant moins parfaitement leur nature sarcomateuse, présentent déjà des caractères véritablement inquiétants.

Les préparations de fragments distants de ce foyer ou portant sur d'autres nodules offrent la constitution classique du fibro-myome vulgaire.

Nous sommes donc en présence d'un myosarcome développé sur un myome préexistant dans un utérus polymyomateux.

OBSERVATION IV (résumée)

Proust et Carnes, 1907.

Sarcome — = yome malin — de l'utérus.

M⁻⁻ L..., 43 ans. Père mort d'un cancer de l'estomac. Réglée à 12 ans. Six grossesses. Ultérieurement, une fausse couche de six semaines.

Depuis trois ans, règles très abondantes, fort douloureuses, avec nombreux caillots sanguins. Vers la même époque, apparition d'un œdème localisé aux membres inférieurs.

Depuis un an, les pertes menstruelles ont augmenté; la malade est obligée de s'aliter. Actuellement, l'essoufflement est considérable; la position horizontale est impossible. Cyanose très apparente.

Trace d'albumine dans les urines. Bruit de galop à l'auscultation du cœur.

L'hystérectomie subtotale est pratiquée le 19 novembre 1907. Malgré la rapidité de l'opération, l'état de congestion est intense, inquiétant; des phénomènes de congestion pulmonaire hypostatique emportent la malade quarante-huit heures après l'opération. La température monte à 40° au moment du décès.

A *l'examen histologique*, il s'agissait plutôt d'un myome malin que d'un fibrome. La tumeur est constituée par des éléments cellulaires allongés, volumineux, à noyaux riches en chromatine. Pas de trace de fibre conjonctive.

La structure des vaisseaux est particulière. En certains points, on aperçoit des lacunes de sang creusées en plein tissu néoplasique. Par endroits, se trouvent des vaisseaux à mince endothélium.

A cause de la texture spéciale du néoplasme et la structure de certains vaisseaux, il s'agit probablement d'une tumeur embryonnaire développée aux dépens du muscle utérin, c'est-à-dire d'une variété de sarcome.

OBSERVATION V

VIOLET et ALARMARTINE, 1910.

Leiomyome malin.

X..., âgée de 47 ans. Mariée. Deux enfants. Il y a dix ans, d'une façon fortuite au cours d'un examen médical, on note la présence d'un petit fibrome silencieux.

Il y a trois ans, augmentation de l'abdomen ne faisant que s'accroître depuis cette époque.

Actuellement, tumeur remontant jusqu'à l'épigastre, et de consistance élastique. Par ailleurs aucun signe fonctionnel. Pas de modification des règles, pas de troubles de la miction ni de la défécation, pas de douleur. Au toucher, col normal.

La malade, simplement gênée, a continué sa vie ordinaire.

L'énorme volume, le développement rapide de la tumeur sans altération de l'état général font penser à un kyste de l'ovaire.

Opération. — La tumeur présente des adhérences avec l'intestin. Elle est en connexion avec le fond de l'utérus. Elle est molle, congestionnée, avec nombreux kystes séreux ou hémorragiques. Elle est extirpée par hystérectomie totale. Son poids atteint 26 livres.

Examen microscopique. — Myome à évolution rapide, avec de nombreux points myxomateux.

La malade sort guérie au bout de quinze jours.

II. Sarcome de l'utérus d'origine conjonctive.

OBSERVATION VI (inédite).

Due à l'obligeance de M. le professeur BÉGOUIN. — Examen histologique pratiqué par M. le Dʳ BRANDEIS.

Sarcome de l'utérus.

Mᵐᵉ P..., 49 ans. Rien de particulier dans les antécédents héréditaires et personnels. Trois enfants. Aucune fausse couche. Règles normales, peut-être un peu abondantes.

La malade raconte qu'il y a douze ans, à la suite de douleurs abdominales, elle alla consulter un médecin dont le diagnostic fut : « petit fibrome de la paroi utérine ».

Le début de l'affection actuelle daterait d'il y a environ deux ans ; à cette époque, les pertes rouges apparurent irrégulières, accompagnées de vives douleurs. Faiblesse, vertiges, essoufflement, pâleur, vinrent s'ajouter à ces symptômes, obligeant la malade à cesser fréquemment son travail.

Il y a deux mois, après une métrorragie d'assez longue durée, Mᵐᵉ P... eut des pertes blanches qui se succédèrent depuis, chaque mois, au lieu de pertes de sang. Le ventre est alors douloureux. Les vomissements sont presque continuels, la malade est obligée de s'aliter. Le Dʳ Boursier consulté lui conseille et d'urgence, devant le développement rapide de la tumeur abdominale, l'opération chirurgicale.

Robin   4

Depuis quelques jours, essoufflement, vomissements avec, parfois, crachements de sang. L'état général est mauvais. Les gencives sont rouges et saignantes. Tout le corps est semé de pétéchies. La température atteint 37°8. Le pouls est à 130.

A l'examen, on constate une tumeur abdominale, en forme de cœur, allant de la fosse iliaque gauche à la région droite de l'ombilic. On perçoit, à la palpation, une consistance élastique.

Au toucher, le col utérin paraît reporté en arrière. L'utérus et la tumeur ne sont pas mobilisables.

Quelques jours après son entrée à la clinique, le ventre est moins douloureux, seule la portion gauche de la tumeur paraît sensible à la pression. Les hémorragies ne reparaissent plus. La malade ne vomit plus, reprend des forces. Le pouls est toujours à 130.

L'examen du sang donne les résultats suivants :

Hémoglobine	81 %
Nombre des globules rouges	271.200
Nombre des globules blancs	23.500
Polinucléés neutrophiles.	21 %
Lymphocytes	65 %

Deux jours avant l'opération, l'on pratique une injection de sérum.

A l'opération — hystérectomie subtotale — on remarque un sang clair, s'épandant facilement. On est bientôt en présence d'une tumeur molle, irrégulière, du volume des deux poings réunis. Elle est difficile à isoler et à enlever. De même la section des annexes droites est laborieuse. On doit pratiquer à la malade, après l'opération, une injection de 600 grammes de sérum, plus 5 centigrammes de sulfate de spartéïne.

A l'examen de la pièce, on trouve une dizaine de fibromes interstitiels, chacun du volume d'un œuf avec piqueté hémorragique à la périphérie. L'un d'eux présente, dans son centre, une substance d'aspect blanchâtre, casseux, tuberculeux, pas encore ramollie.

Le diagnostic histologique montre qu'il s'agit d'une néoformation sarcomateuse, d'un sarcome globo-cellulaire à petites cellules.

La malade s'affaiblit de plus en plus, est très pâle, avec pouls rapide et filant ; elle meurt le jour même de l'opération, vers quatre heures.

Observation VII (inédite).

Due à l'obligeance de M. le professeur Boxxces. — Examen histologique pratiqué par
M. le docteur Baaxuris.

Sarcome de l'utérus.

M⁻ C..., 38 ans. Rien de particulier dans ses antécédents personnels, sinon la constatation, depuis environ dix ans, d'une tumeur abdominale. L'évolution de celle-ci est très lente, mais régulière : la malade s'aperçoit elle-même de l'augmentation progressive de son fibrome utérin.

En mai 1910, M⁻ C... eut une métrorragie très abondante, grave, qui fut suivie d'un état d'anémie marqué.

Depuis cette époque, l'évolution de la tumeur est rapide, obligeant la malade à entrer à la clinique.

A l'opération, qui fut pratiquée le 14 mars 1911, on tombe sur une néoformation, de consistance molle, très vascularisée et saignant facilement. La tumeur, qui est développée à droite de la cavité utérine, présente deux lobes, l'un supérieur, l'autre inférieur, disposition qui empêche de saisir facilement l'utérine droite.

Malgré la difficulté due au lobe droit plongeant dans le petit bassin, l'hystérectomie abdominale est bien menée jusqu'à la fin et bien supportée par la malade.

Les suites opératoires furent excellentes. Treize jours après l'opération la malade se lève et sort, bien portante, de la clinique.

L'examen histologique montre que la tumeur n'est autre chose qu'une néoformation sarcomateuse du type fusiforme à petites cellules.

Observation VIII (inédite)

Due à l'obligeance de M. le professeur Boxxces. — Examen histologique pratiqué par
M. le Dr Baaxuris.

Sarcome de l'utérus.

M⁻ M. J..., 40 ans, ne présente rien de particulier dans ses antécédents héréditaires et personnels. Depuis neuf ans cependant, elle s'aperçut que ses règles étaient légèrement anormales, soit dans leur date et apparition, soit par leur quantité.

Depuis un an, la malade se plaint de douleurs abdominales analogues à des crises de coliques, et constate une augmentation anormale de son ventre, mais non progressive; par moment, en effet, le volume de la tumeur paraît regresser.

A l'examen, le ventre est augmenté de volume en avant. La palpation et la percussion révèlent une ligne de matité analogue à celle d'un kyste ovarique.

L'évolution clinique et l'examen conduisent au diagnostic de kyste de l'ovaire.

L'opération est pratiquée le 21 janvier 1911. Aussitôt le péritoine ouvert, on trouve une tumeur que l'on essaye inutilement de ponctionner. On agrandit alors l'incision jusqu'à l'épigastre, et on utilise les écarteurs pour faciliter l'opération. On voit et on sent que la tumeur part du petit bassin en arrière et à gauche du col utérin. L'utérus est rejeté en avant et à droite. Les trompes et les ovaires paraissent normaux.

On pratique une incision en collerette au quart inférieur de la tumeur. En libérant le péritoine, on voit que le pédicule de la tumeur est adhérent à la partie gauche et postérieure du col, et que sa vascularisation est fournie par les vaisseaux utérins gauches. L'hystérectomie subtotale terminée, on remarque dans le ligament large une cavité cruentée dans laquelle on placerait le poing. On conclut donc à un fibrome mou développé dans le ligament large aux dépens du col utérin.

La trompe n'est pas allongée en sautoir. La vessie n'a aucun rapport avec la tumeur, pas plus que l'uretère, que l'on n'aperçoit pas. La tumeur, comme l'utérus, est sous le feuillet péritonéal. Le mésosigmoïdien n'est pas dédoublé.

L'examen histologique est le suivant : Empiétant sur les reliquats de tissus anciens et occupant la majeure partie des coupes, apparaissent des territoires dans lesquels se traduit par place une organisation quasi-myomateuse, dans d'autres points, une néoformation à cellules embryonnaires, fusiformes, d'ordre conjonctif motivant la dénomination de « sarcome fuso-cellulaire à petites cellules ».

OBSERVATION IX (résumée)

BASTEN, 1906.

Sur un cas de fibro-sarcome de l'utérus.

Mme X..., âgée de 61 ans, journalière, nous est adressée par son son médecin pour être soignée d'hémorragies utérines persistantes et qui inquiètent la malade.

Les règles ont toujours été régulières, peu abondantes, peu douloureuses. Cinq grossesses, dont quatre accouchements normaux et un avortement sans accident ultérieur. La ménopause est survenue, sans trouble, à 50 ans.

Depuis quelques semaines, Mme X... éprouve des sensations de pesanteur dans le bas-ventre, avec de petites hémorragies utérines.

A l'examen, on note un état général excellent. La palpation ne révèle rien d'anormal. Le toucher révèle la présence d'un petit polype saignant facilement.

Malgré le traitement approprié aux hémorragies, ces dernières continuent toujours peu abondantes, mais très répétées. On porte le diagnostic de métrite sénile hémorragique.

Après un curettage, la malade parut guérie, quand, six mois après, les hémorragies reparurent sans fétidité et sans aucun trouble de l'état général.

On pense alors à un épithélioma de la muqueuse du corps et l'hystérectomie abdominale totale est pratiquée. La malade subit bien l'opération, guérit sans accidents et sort après trente jours d'hôpital.

A l'examen histologique, on trouve dans la paroi antérieure de l'utérus une tumeur ovoïde qui paraît totalement encapsulée, ramollie et grisâtre.

Microscopiquement, la tumeur est constituée par des éléments cellulaires polymorphes, surtout fusiformes, disposés en faisceaux entrecroisés. Entre ces deux faisceaux, on voit des cellules arrondies à noyau volumineux. On aperçoit dans le tissu des lacunes vasculaires et, par places, des vaisseaux limités par un endothélium.

Observation X (résumée)

Becxier, in thèse Lafost, 1902.

Fibro-sarcome de l'utérus.

M⁰ᵉ D..., 33 ans. Rien de particulier du côté des antécédents fonctionnels : règles normales, trois grossesses et accouchements non
pathologiques.

Depuis trois ans, la malade remarqua, mais par intervalles, une
augmentation de volume de son ventre, qui s'accompagna, il y a
trois mois, d'un œdème du membre inférieur droit. Depuis cette
époque, le ventre demeura gros, et atteignit le volume qu'il présente
actuellement.

Pas de pertes blanches. Pas de trouble du côté de la miction et de
la défécation.

Léger amaigrissement, teint jaunâtre, pas d'état fébrile ni de
quintes de toux.

A l'examen, le ventre est globuleux, avec de nombreuses vergelu-
res. On délimite, dans la région hypogastrique, une tumeur remontant à 7 centimètres au-dessus du pubis, douloureuse à la pression,
s'accompagnant du liquide ascitique dans le péritoine.

Au toucher, le col est normal, un peu élevé. Il semble que la
tumeur soit en connexion avec l'utérus.

L'examen au spéculum ne fournit aucune connaissance nouvelle.

A l'opération, après écoulement de liquide ascitique, on se trouve
en présence d'une masse volumineuse, paraissant formée de deux
tumeurs, l'une de la grosseur d'une tête d'adulte, grisâtre, à pédicule regardant le petit bassin; l'autre incluse dans le ligament large.
En avant de ces tumeurs, se présente l'utérus, sans lésions apparentes, mais un peu gros.

Les deux masses néoplasiques paraissent se détacher d'une troisième d'origine utérine. Après isolement et section des deux tumeurs,
on pratique l'hystérectomie.

La malade meurt, par infection, quatre jours après l'opération.

A l'examen histologique, les deux tumeurs font corps avec l'utérus, dont la cavité et la muqueuse sont normales. Et elles sont constituées par des amas et traînées de cellules fusiformes, des vaisseaux sanguins et lymphatiques, dont quelques-uns sans paroi propre. Ces foyers cellulaires alternent avec des blocs fibreux, d'où partent des travées conjonctives cernant ces amas de cellules.

Il s'agit en somme d'un fibro-sarcome.

OBSERVATION XI (résumée).

Latteux et Pacest, 1909.

Sarcome sphacélé de l'utérus.

Marie J..., âgée de 50 ans. Les règles, depuis l'âge de 12 ans, étaient normales, mais abondantes, durant six à sept jours. Pertes blanches toujours assez abondantes. Trois enfants. Trois fausses couches, la dernière il y a trois ans.

Il y a deux ans, la malade eut des pertes sérieuses d'assez longue durée après un retard de règle de un mois. Depuis, les règles ont disparu, remplacées par des pertes jaunes, continuelles, avec légère douleur abdominale s'irradiant vers la région rénale.

Depuis trois mois, les douleurs et les pertes d'odeur fétide augmentent.

L'amaigrissement est considérable, surtout depuis ces deux dernières années. Anorexie complète. Pas de constipation, ni de trouble du côté de la miction.

A l'examen, utérus volumineux, en antéflexion, remontant jusqu'à deux travers de doigt de l'ombilic. Légère douleur à la pression. Au toucher, on sent une masse dans le cul-de-sac antérieur. En arrière, le col est entr'ouvert. On arrive à un pédicule d'une masse de consistance spongieuse, molle, friable, faisant saillie dans le vagin et dont le doigt fait facilement le tour. Elle est entièrement sphacélée. C'est probablement le prolongement d'un fibrome intra-utérin.

Devant l'aggravation brusque de l'état général avec vomissements,

élévation de la température, l'hystérectomie totale par voie abdominale est pratiquée.

Deux mois après, la malade sort guérie, mais nous apprenons
qu'un an plus tard elle présenta des phénomènes de généralisation
néoplasique auxquels elle n'a pas tardé à succomber.

A l'examen histologique, l'utérus étant ouvert, on remarque que sa
surface interne est blanchâtre, verdâtre et violacée par endroits, avec
nombreuses traces de sphacèle. Cette couche néoplasique est de consistance molle, caséeuse donnant du suc laiteux au râclage.

La couche musculaire est amincie, le néoplasme représentant les
deux tiers de l'épaisseur totale.

Le tissu néoplasique est uniquement composé d'éléments embryonnaires et de forme arrondie — type globo-cellulaire —, formant une
masse plus ou moins homogène. Vaisseaux à parois rudimentaires.

OBSERVATION XII (résumée).

Fraat, 1909.

Sarcome globo-cellulaire primitif interstitiel de l'utérus.

P..., 42 ans, mariée. Un seul enfant à 23 ans. Jusqu'à 40 ans, elle
a été réglée normalement. Il y a deux ans, elle a vu survenir, d'une
façon très irrégulière, des pertes rouges durant quelquefois quinze
jours, sans cause connue.

Elle consulte deux médecins qui concluent à un fibrome hémorragique en voie de développement.

Il y a six mois, les hémorragies augmentèrent, n'étant accompagnées d'aucune douleur; aussi la malade résistait-elle à l'idée d'une
intervention chirurgicale.

Parallèlement aux hémorragies, le volume de l'abdomen, ainsi
que celui de la masse utérine, se met à augmenter assez rapidement.

L'anémie se prononce, et quand M⁰⁰ P... se décide à venir me
trouver, elle est exsangue et très sujette aux syncopes.

A l'examen, l'utérus remonte à deux travers de doigt au-dessus
de l'ombilic. On croirait à une grossesse de cinq mois environ. La

tumeur est sphérique, mais inégale et molle sur la partie médiane de la face antérieure.

Suivie pendant trois jours, on note une température variant entre 37°5 et 38°2; et le quatrième jour après son entrée, on pratique l'opération, ayant soin d'injecter auparavant à la malade 500 grammes de sérum.

Opération. — Globe utérin développé, vascularisé. L'isolement et l'extériorisation de la tumeur se font sans difficulté. Il semble que, pendant ces manœuvres, la portion moyenne de la face antérieure soit molle, presque fluctuante. Un coup de trocart n'amène qu'un peu de substance gélatineuse.

Les suites opératoires de l'hystérectomie totale, qui fut pratiquée sans incidents, furent excellentes. La malade quitte l'hôpital un mois après.

Anatomie pathologique. — La masse extraite montre à l'incision une tumeur interstitielle, nettement circonscrite, mais formée d'un tissu tout différent du muscle utérin qui l'encapsule. Le tissu néoplasique est de couleur café au lait, plus ou moins teinté de rouge, et de consistance mollasse. Suc abondant au raclage. Nombreuses petites cavités kystiques et développement vasculaire très marqué.

A l'examen microscopique, on a étudié des fragments utérins comprenant le muscle et la tumeur.

Le tissu est presque exclusivement formé de petites cellules rondes très serrées du type globo-cellulaire. On remarque des lacunes nombreuses tapissées par un certain tassement des cellules fondamentales du tissu. Nombreux vaisseaux, soit sans parois propres, soit artérialisés. Le caractère hypervasculaire est frappant.

La transition est rapide entre le tissu néoplasique et le muscle utérin.

Il s'agit, en somme, d'un sarcome globo-cellulaire, alvéolaire et télangiectasique.

III. Sarcomes de l'utérus d'origine vasculaire.

OBSERVATION XIII

CATHELINAT-LACENER et Alban DORAY, 1908.

**Cas de fibrome utérin montrant une dégénérescence
périthéliomateuse.**

A. F..., 36 ans, est admise à l'hôpital en mai 1905. Quinze mois
auparavant, elle s'était découvert dans le côté droit de l'abdomen
une petite tumeur qui, depuis, s'était accrue très rapidement. A son
entrée, la malade paraissait en bonne santé ; on lui donnait à peine
30 ans.

Mariée à 13 ans. Deux enfants. Pas d'avortement. La première
grossesse, douze ans avant son admission, avait été pénible avec
déchirure du périnée. La deuxième, il y a cinq ans, fut rapide et
l'accouchement fut spontané ; mais la malade dut garder le lit pendant plus d'un mois : les raisons n'ont pu encore en être éclaircies.

Rien du côté des antécédents pathologiques. Quelques périodes de
constipation. Aucun trouble du côté des règles.

A l'examen, le ventre paraît irrégulièrement distendu par une
tumeur, dont le siège est plus à gauche qu'à droite de la ligne
médiane. Les téguments abdominaux sont sains, sans œdème.

La tumeur est profondément lobulée. Un lobe à droite de consistance molle remonte au delà de l'ombilic. Un autre est à gauche,
plus ramolli au palper. Un troisième, solide, siège dans la fosse iliaque droite, et un quatrième plus dur est situé juste au-dessus du
pubis. Le tout est très peu mobilisable.

Le col utérin est dur et paraît se continuer avec le lobe sus-pubien.

Le vagin présente une petite tumeur irrégulière, saignante. Celle-
ci est prise d'abord pour une évolution de la tumeur abdominale
après perforation de la paroi vaginale. Mais après des examens répé-
tés, on s'aperçut que la tumeur vaginale ne suivait pas les mouve-

ments imprimés au néoplasme abdominal. Le diagnostic reste en suspens.

Les urines sont claires avec traces d'albumine. Le pouls est à 108. La température est de 99°4 F.

On porte donc le diagnostic de fibrome et l'opération est pratiquée le 16 juin 1905.

Opération. — On remarque à l'ouverture du péritoine une tumeur très lobulée présentant des adhérences avec l'épiploon. L'utérus n'est autre chose que la tumeur dure sus-pubienne. Les trompes et l'ovaire droits sont sains. La trompe gauche est épaissie et l'ovaire gauche paraît présenter des noyaux néoplasiques.

Malgré l'énucléation difficile de la tumeur, on pratique, après section des vaisseaux ovariens et des ligaments larges, l'amputation de l'utérus au-dessus du col. L'épiploon est partiellement réséqué.

On fait, après l'opération, une injection intraveineuse de sérum, suivie d'une injection hypodermique de strychnine.

EXAMEN DE LA PIÈCE. — La tumeur avec l'utérus pèsent 2 livres et demie. La grosse tumeur gauche est kystique : plus d'un litre de liquide jaune pâle s'en est échappé dans le cours de l'opération. Des petites masses solides, faisant penser à des myosarcomes, émanent de la surface externe de cette tumeur.

L'utérus présente des parois épaissies, de 1 à 2 pouces d'épaisseur. Ces parois contiennent de nombreuses petites tumeurs dont une assez large, kystique.

La trompe et l'ovaire droits n'offrent rien de particulier ; mais la trompe et le mésosalpinx gauche sont augmentés de volume, contenant des noyaux néoplasiques solides. L'ovaire gauche aussi est élargi et présente une tumeur nodulaire.

Examen microscopique. — Les différents examens, portant sur la paroi utérine, la trompe de Fallope, le mésosalpinx, l'ovaire gauche et la large tumeur abdominale gauche montrent l'envahissement par une néoplasie d'origine périthéliomateuse. Les cellules apparaissent comme provenant de l'adventice des vaisseaux sanguins ; elles forment de larges masses, situées dans des espaces alvéolaires formés par des éléments musculaires.

Suites opératoires. — Après des troubles délirants, la nuit même de l'opération, la malade eut, deux jours après, un accès de dyspnée, qui dura plus de quarante minutes, et ne se reproduisit plus par la suite. Mais la température, assez élevée chaque soir, ainsi que l'inflammation des veines variqueuses, les troubles digestifs, les selles fétides, firent craindre une issue fatale. Ces symptômes s'amendèrent assez rapidement, et la malade put sortir de l'hôpital en apparence guérie.

Quatre mois après, un examen de la malade ne montrait aucun signe de récidive, ni du côté du petit bassin, ni du côté de la cicatrice. La malade ne se plaignait absolument de rien.

On fut informé, un an plus tard, que M⁰ᵉ A. F... était morte d'une pneumonie septique à la suite d'une inflammation de la saphène droite. Sans aucun doute, la nouvelle tumeur avait dû redevenir active, et avait obstrué les veines de la jambe gauche.

OBSERVATION XIV

CHAMBERS-LOCKYER et Alban DORAN, 1908.

Cas de fibrome utérin montrant une dégénérescence périthéliomateuse.

E. J..., 19 ans, entre à l'hôpital pour tumeur abdominale ayant depuis sept ans augmenté de volume. Cinq semaines avant son admission, une ponction pratiquée par un médecin donna environ un demi-litre de liquide, sans grande diminution du volume de la tumeur.

Jusqu'à l'année précédente, les règles avaient été normales, lorsqu'elles cessèrent durant six mois ; à la fin de cette période, un léger écoulement de sang fut observé, se reproduisant environ toutes les six semaines.

La malade était mariée depuis trente ans. Cinq enfants, plus un avortement qui arriva entre ses deux dernières grossesses.

Comme antécédents personnels, on peut citer une atteinte de rhumatisme vers l'âge de 18 ans. A noter aussi que la malade est sujette aux vomissements bilieux.

A l'examen, M⁰ᵉ J... paraît jouir d'une assez bonne santé. Pas d'amaigrissement. Léger œdème du côté des membres inférieurs.

L'abdomen est fortement distendu et son augmentation de volume a été rapide depuis le dernier examen médical. Pas d'œdème de la paroi abdominale. Pas de tuméfaction des glandes inguino-fémorales.

La tumeur paraît de consistance molle, fluctuante par endroit. L'utérus peut être assez nettement délimité; il est rejeté en avant par la tumeur.

La température est normale. Le pouls, petit, mais régulier, est à 80.

Pas d'albumine dans les urines.

Opération. — L'hystérectomie subtotale est pratiquée. A l'ouverture du péritoine, après écoulement d'une faible quantité de liquide, apparaît une tumeur très vasculaire d'apparence kystique. Une ponction provoque une hémorragie sérieuse. On prolonge l'incision au delà de l'ombilic et l'on aperçoit l'épiploon, avec des vaisseaux très dilatés et partiellement adhérent à la tumeur. Après plusieurs ligatures, on sectionne les adhérences.

Les ovaires et les trompes sont réunis à la tumeur par des tractus fibreux.

Après avoir constaté la connexion entre l'utérus et la tumeur, la section au-dessus du col utérin est assez rapidement effectuée.

L'opération dure deux heures. La malade ne présente aucun choc opératoire.

EXAMEN DE LA PIÈCE. — Le poids des parties enlevées est de 15 livres. Celles-ci consistent en utérus, annexes avec fibrome de l'ovaire droit. Les parois utérines latérales contiennent chacune un noyau fibreux. La cavité est allongée.

Du fond de l'utérus émane une tumeur fibroïde, kystique. Une petite tumeur pédiculée de la grosseur d'une noix siège dans le ligament rond droit.

Examen microscopique. — La tumeur abdominale volumineuse montre une transformation cellulaire périthéliomateuse. Celle-ci se manifeste par la présence de petites cellules rondes, qui sont en intime connexion avec les nombreux vaisseaux et paraissent dériver de leur paroi extérieure. Ces vaisseaux ont des parois épaisses et nullement embryonnaires comme les vaisseaux dans un sarcome plus malin. Les nouvelles cellules rondes cheminent, en colonnes, dans le tissu

fibro-musculaire et les colorants ont sur elles une action plus intense
que sur les noyaux musculaires ou sur les cellules fibreuses. Les éléments néoplasiques ont une tendance à s'agréger autour des vaisseaux, ressemblant à une infiltration inflammatoire ; mais les cellules
sont plus larges que des leucocytes.

Suites opératoires. — Durant la première semaine, les troubles
délirants sont assez accentués. Le vingtième jour après l'opération,
la malade sort guérie.

Huit mois après, Mᵐᵉ J... était complètement rétablie, conservant
seulement un peu de faiblesse générale.

Après plus de six ans, la malade est examinée : elle ne présente
rien d'anormal, ni du côté de la cicatrice abdominale, ni du côté du
col de l'utérus.

OBSERVATION XV (résumée).

LOVRO HALETZKA, 1904.

Sarcome périvasculaire primitif de la paroi utérine.

Mᵐᵉ X..., âgée de 50 ans, réglée à 15 ans, mariée à 20 ans. Deux
grossesses à terme. Un avortement de deux mois. Les règles ont
toujours été normales. La ménopause s'est installée sans aucun
trouble à 44 ans.

Il y a un mois, violentes douleurs abdominales pendant la miction,
malaise général, suivi de perte de connaissance. La malade est ani-
mée, les douleurs sont atténuées par les soins d'un médecin; mais
une sensation de pesanteur persiste dans le bas-ventre.

L'état général, déjà peu satisfaisant, s'aggrave : pâleur, faiblesse
extrême, anorexie. Le ventre devient douloureux et se ballonne à
nouveau. Forte élévation de température. Trace d'albumine dans les
urines.

A l'examen, abdomen distendu, avec peau pâle et vergetures
anciennes. Tumeur régulière, dure, élastique à mobilité nulle, douloureuse à la palpation, s'élevant à trois travers de doigt au-dessus

de l'ombilic. Les dimensions sont celles d'une tête d'enfant. Les adhérences intestinales rendent l'examen difficile. Pas d'ascite.

Le col et les régions vaginale et vulvaire sont normales. L'utérus est rejeté en avant par la tumeur qui adhère fortement à sa face postérieure. 9 centimètres à l'hystérométrie.

Ce que l'on croit être un prolongement de la tumeur occupe tout le petit bassin déprimant le cul-de-sac postérieur du vagin. Cette portion tumorale offre une surface lisse et une consistance kystique.

Le diagnostic s'offre entre :

1° Kyste ovarique avec torsion du pédicule et fixation dans le Douglas ;

2° Tumeur ovarienne à développement intraligamentaire ;

3° Myome interstitiel kystique de la paroi postérieure de l'utérus ;

4° Hématocèle.

Opération. — Après l'ouverture du péritoine, qui est épaissi, on examine et isole la tumeur. En cherchant à la soulever, elle se rompt : c'était une hématocèle avec caillots sanguins, qui furent enlevés. On perçoit alors une déchirure de la face postérieure de l'utérus, et l'on pratique l'hystérectomie totale.

Le pouls, irrégulier et petit avant l'opération, devient arythmique. Mort rapide, malgré une injection de sérum artificiel.

La température qui oscillait entre 38·5 et 39 avant l'opération, s'élève à 39·5 le jour de la mort.

EXAMEN DE LA PIÈCE. — Tumeur sanguine avec caillots anciens.

La face antérieure de l'utérus est pâle. Trompe et ovaires atrophiées.

Sa face postérieure présente une brèche circulaire de tissu rougeâtre, à taches blanchâtres par endroit. Dans la zone avoisinant la rupture, on trouve des groupes de cellules foncées et de vaisseaux parfois volumineux avec plusieurs cellules épaissies et imbriquées.

Plus près encore de la surface de section, formation cellulaire atypique. Nombreux éléments conjonctifs, stroma fibrillaire, quelques leucocytes, nombreux restes d'hématies. Quelques éléments à noyau volumineux. Quelques cellules géantes avec quatre ou cinq noyaux. Pas de figure de karyokinèse.

Dans certains points angio-sarcome, tissu fondamental homogène avec lacs sanguins revêtus d'endothélium. A mesure que l'on se rapproche de la surface de rupture, ces lacs deviennent plus rares, tandis que le tissu fondamental acquiert les caractères du sarcome pur.

Il s'agit, en définitive, d'un angio-sarcome, dont le point de départ a été dans les éléments périvasculaires, qui se sont transformés en éléments sarcomateux.

IV. Sarcomes de la muqueuse utérine.

OBSERVATION XVI

LAMBRET et GEHLINGER, 1906.

Sarcome diffus de la muqueuse utérine.

X..., 60 ans, se plaint depuis plusieurs mois de pertes de sang, et de douleurs violentes, revêtant par moment l'allure de coliques utérines et s'irradiant vers les membres inférieurs.

Un curettage n'apporta aucune amélioration. Bien plus, l'état général devint rapidement mauvais; la fièvre apparut et les douleurs ainsi que les pertes devenues fétides augmentèrent.

A l'examen, utérus volumineux, dont le fond se perçoit à trois travers de doigt au-dessus de l'ombilic, peu mobile, douloureux. Le col est hypertrophié, ulcéré. A travers le cul-de-sac antérieur, on sent une nodosité grosse comme une noix, un fibrome probablement.

Le diagnostic porté fut celui de fibrome sphacélé avec un cancer du col, ou cancer du corps propagé au col. Ces deux hypothèses expliquaient le mauvais état général, l'infection existante, les pertes sanguines et fétides, l'augmentation du volume de l'utérus. Cependant un point demeurait obscur : l'augmentation rapide après le curettage.

L'hystérectomie abdominale totale fut pratiquée.

EXAMEN DE LA PIÈCE. — Utérus volumineux. Poids 571 grammes. La cavité est dilatée, remplie d'un tissu blanc fongueux formant une

série de végétations mamelonnées. L'état de sphacèle est très net.
Odeur fétide de gangrène.

On remarque deux zones : l'une interne, formée d'un tissu blanc,
mou, avec tâches vasculaires; l'autre externe, formée par les couches
musculaires. Les tissus du col ne sont pas envahis.

A l'examen histologique, plus de glandes utérines dans la région
interne; mais on trouve un tissu néoplasique vasculaire, à trame
conjonctive peu développée et à cellules nombreuses. Vaisseaux à
parois endothéliales minces. Le stroma est constitué par des faisceaux
de fibres conjonctives, mais en petite quantité. Quant aux cellules,
elles affectent un polymorphisme évident, et sont tantôt polyédriques,
tantôt fusiformes. On voit le tissu sarcomateux fusé, mais à une
faible distance, dans les espaces conjonctifs.

En somme, sarcome à petites cellules développé dans le chorion de
la muqueuse, dont il a détruit les éléments glandulaires.

Observation XVI (résumée).

Jacox et Vignard, in Thèse Aubry, 1886.

Sarcome diffus de la muqueuse avec hématométrie.

Marie Ch..., 60 ans. Pas mariée, pas d'enfant, ni de fausse couche.
Réglée à 13 ans. A la suite d'une fièvre typhoïde, suppression des
règles durant une période de trois mois. A part cet incident, la mens-
truation s'effectue régulièrement jusqu'à 45 ans.

A cet âge, les règles devinrent abondantes, durant sept ou huit jours,
apparaissant même deux fois dans le même mois. Ces pertes rouges
continuèrent jusqu'à quatre mois avant son entrée à l'hôpital; vers
cette date, elles s'arrêtèrent complètement.

Il y a deux ans, la malade eut pendant trois mois des pertes en très
grande quantité d'un liquide clair comme de l'eau. Elle n'eut jamais
d'écoulement purulent.

Le ventre s'est mis à grossir peu à peu, il y a cinq ans : la
tumeur actuellement assez volumineuse provoque des troubles

Robin   5 digestifs, anorexie, constipation, digestion pénible. L'amaigrissement est survenu sans trop porter atteinte à l'état général.

À l'examen, tumeur dont la matité remonte jusqu'à l'appendice xyphoïde. Consistance uniforme, sensation d'une poche tendue et remplie de liquide. La palpation est indolore, sauf dans la région sus-pubienne.

On remarque la dilatation des veines sous-cutanées abdominales, mais pas d'œdème. Un peu de fréquence dans la miction.

Rien d'anormal du côté du cœur, des poumons, des urines.

Au toucher vaginal, l'utérus et le col sont très élevés. On ne trouve aucune espèce de tumeur dans le bassin.

Opération. — À l'ouverture du péritoine, on tombe sur une tumeur lisse, ovoïde, sans adhérences épiploïques ou intestinales. Les ligaments larges sont hypertrophiés, les trompes étirées; l'ovaire présente son aspect normal.

La tumeur paraît être formée par l'utérus lui-même. Après une ponction qui donne issue à six ou sept litres de liquide sanguinolent, la tumeur est extraite à travers l'incision abdominale. Les ligaments larges étant liés, ainsi que le pédicule de la tumeur qui n'est autre chose que le vagin hypertrophié, on pratique l'hystérectomie abdominale totale. On suture le vagin et la séreuse.

Les suites opératoires sont bonnes; la malade sort de l'hôpital dix-neuf jours après l'opération, et la guérison se maintient depuis trois ans.

EXAMEN MACROSCOPIQUE DE LA PIÈCE. — Son poids atteint 3 kilogs. La tumeur se présente sous l'aspect d'un utérus très hypertrophié, adhérent par endroit à la séreuse péritonéale. Les trompes et les ovaires sont sains.

À la coupe, on remarque une cavité utérine, spacieuse, fermée et renfermant un liquide noirâtre. La paroi utérine est épaissie et présente deux couches : l'une musculaire augmentée de volume, l'autre interne, gris blanchâtre, ecchymotique par place. Il ne paraît pas y avoir envahissement du tissu musculaire par le tissu néoplasique.

La couche interne présente des bosselures avec des sillons, des dépressions. Çà et là quelques vaisseaux superficiels, dont plusieurs sont rompus.

Le col utérin est méconnaissable, étant aussi envahi par le procés
sus néoplasique.

Examen microscopique : La couche interne grisâtre est formée de
cellules du type globo-cellulaire. Ces éléments sont par endroit sépa-
rés par une substance amorphe ; parfois ils sont tassés les uns contre
les autres et la substance intercellulaire a disparu. On aperçoit aussi
des fontes, des lacunes ramescentes à paroi constituée par les cellules
néoplasiques. Aucune trace de glandes utérines. Distinction histologique des plus nettes entre le tissu musculaire et la portion tumorale.

On peut donc conclure à une « dégénérescence du tissu conjonctif
de la muqueuse utérine », à un sarcome diffus de cette muqueuse.

V. Sarcomes pseudo-kystiques de l'utérus.

OBSERVATION XVIII

In thèse Huré, 1912.

Sarcome kystique de l'utérus.

X..., 45 ans, se plaint que, depuis un an, le ventre soit devenu
sensible et ait augmenté de volume.

Rien du côté des antécédents héréditaires.

Réglée à 13 ans et normalement, ses règles ont depuis six mois
augmenté de durée (6 à 8 jours) et de quantité. Mariée à 22 ans.

A l'examen, la malade paraît enceinte de six mois. On sent une
tumeur arrondie, remontant à deux ou trois doigts au-dessus de
l'ombilic, piriforme, un peu plus haute à gauche qu'à droite. Consistance régulière. Mobilisation presque impossible. Fluctuation
apparente.

Toucher vaginal impossible à cause de l'hymen conservé.

Pas d'albumine. Pas de trouble des fonctions digestives.

On pose le diagnostic de kyste de l'ovaire.

A l'intervention, on aperçoit la tumeur blanc grisâtre mais à paroi épaisse et ferme. La ponction donne issue à plus de trois litres de liquide chocolat. La connexion entre la tumeur et l'utérus s'impose maintenant. On termine par l'hystérectomie subtotale. Les suites opératoires furent excellentes, et la malade revue au bout de quinze mois était bien portante.

EXAMEN MACROSCOPIQUE DE LA PIÈCE. — Les ovaires et les trompes sont très peu altérés ; plusieurs petits kystes ovariens sont cependant notés.

Au-dessus du corps utérin, sans communication avec sa cavité, on aperçoit la poche kystique néoplasique. Sa surface interne est irrégulière, bosselée, avec des sortes d'arches, de crevasses. Quelques végétations polypiformes.

La surface interne, rosée, est sillonnée de grosses veines dilatées.

La cavité utérine présente deux petits polypes muqueux aplatis et rougeâtres.

Examen microscopique. — On remarque deux zones : l'une interne néoplasique, l'autre externe musculaire.

L'interne est constituée par des faisceaux de cellules fusiformes avec des fentes vasculaires. Au niveau de la partie interne superficielle, on reconnaît une évolution nécrotique très nette : on n'aperçoit plus que quelques pulvérisations nucléaires.

A la limite du néoplasme apparaît une zone œdémateuse, hémorragique.

La zone musculaire présente des éléments cellulaires normaux, mais tassés. Le tissu conjonctif unissant ces faisceaux est lâche et œdémateux.

On ne trouve aucune cellule à noyau bourgeonnant ou à myéloplaxes.

En somme, ce tissu répond à la structure du sarcome cellulaire fasciculé typique. Cet aspect rappelle le leïo-myome malin à malignité atténuée.

OBSERVATION XIX

HARKENSCHMIDT, juin 1907.

Un cas de sarcome kystique de l'utérus.

Femme de 52 ans, ayant remarqué une grosseur dans la région abdominale, il y a trois ans. A 51 ans, pertes rouges pendant la ménopause.

En novembre 1906, à la suite d'une chute, la malade présente une réaction péritonéale, avec vomissements, douleur généralisée à l'abdomen; mais ces phénomènes disparaissent au bout de quarante-huit heures.

Cinq jours après, l'état général est bon; mais l'abdomen contient une tumeur grosse comme une tête d'adulte, rénitente, à surface lisse. Le col utérin est normal. Les culs-de-sac vaginaux sont libres. Petit fibrome en arrière, au niveau de l'isthme utérin. Liquide libre dans le péritoine.

On porte le diagnostic de kyste de l'ovaire.

Avant l'opération, on constate la disparition de la grosse tumeur abdominale et, à sa place, l'utérus douloureux, dépassant de quatre travers de doigt la symphyse pubienne.

Opération. — A l'ouverture du péritoine, on remarque une vaste poche implantée sur le fonds de l'utérus et déchirée à quelques centimètres au-dessus de son point d'implantation.

Le contenu de la poche, liquide hématique, chocolat, s'est répandu dans le péritoine.

On pratique l'hystérectomie supravaginale avec suppression des deux annexes. Drainage. Suites opératoires simples, sauf une fistule au niveau du passage du drain.

Examen macroscopique. — L'utérus est normal : il n'existe aucune communication entre les voies génitales et la cavité pathologique, qui occupe le tiers supérieur de la paroi postérieure de l'utérus. La surface externe de ce kyste est lisse. Sa surface interne présente des franges serrées dans sa portion la plus rapprochée de l'utérus; plus haut, il n'existe aucune bride, ni travée fibreuse.

Examen microscopique. — Dans sa portion utérine, la paroi kystique est constituée par du tissu fibro-musculaire normal, devenant sarcomateux au niveau de la surface cavitaire. Les éléments cellulaires sont arrondis. Vascularisation assez accentuée.

A la surface de la cavité, les cellules sarcomateuses s'effritent et tombent dans le liquide du kyste.

Au pôle supérieur de la poche kystique, la paroi est formée extérieurement par du tissu conjonctif et fibreux, auquel succède une couche interne de cellules nettement sarcomateuses.

OBSERVATION XX.

MAUCLAIRE, 1905.

Fibro-sarcome kystique de l'utérus

La malade âgée de 19 ans avait, depuis huit ans, de nombreuses pertes sanguines. A son entrée à l'hôpital, on trouve une masse abdominale, présentant tous les symptômes d'un kyste ovarien. A l'ouverture de l'abdomen, on voit que la tumeur s'est développée aux dépens du fond de l'utérus. Après ponction de la poche kystique, l'hystérectomie subtotale est pratiquée. Les suites opératoires furent peu favorables : l'état cachectique subsista; il y eut une hémorragie de la portion de l'utérus laissée en place. La malade voulut quitter l'hôpital; elle a dû succomber depuis assez rapidement.

Examen macroscopique. — Tumeur kystique pesant 5 kilogr., la paroi est épaisse de 3 à 4 centimètres; la surface interne contient des débris sphacélés.

Examen microscopique. — On trouve trois zones à étudier sur une coupe de la paroi kystique.

La zone externe est constituée par un revêtement endothélial et conjonctif normal.

La zone moyenne n'est autre chose que du tissu fibro-myomateux, infiltré par de nombreuses cellules arrondies.

La zone interne montre des cellules de formes variées, en voie de multiplication très active. Au niveau de la surface cavitaire, ces cellules paraissent en voie de destruction.

Il s'agit, en somme, d'un fibrome utérin ayant ultérieurement subi la dégénérescence sarcomateuse et kystique.

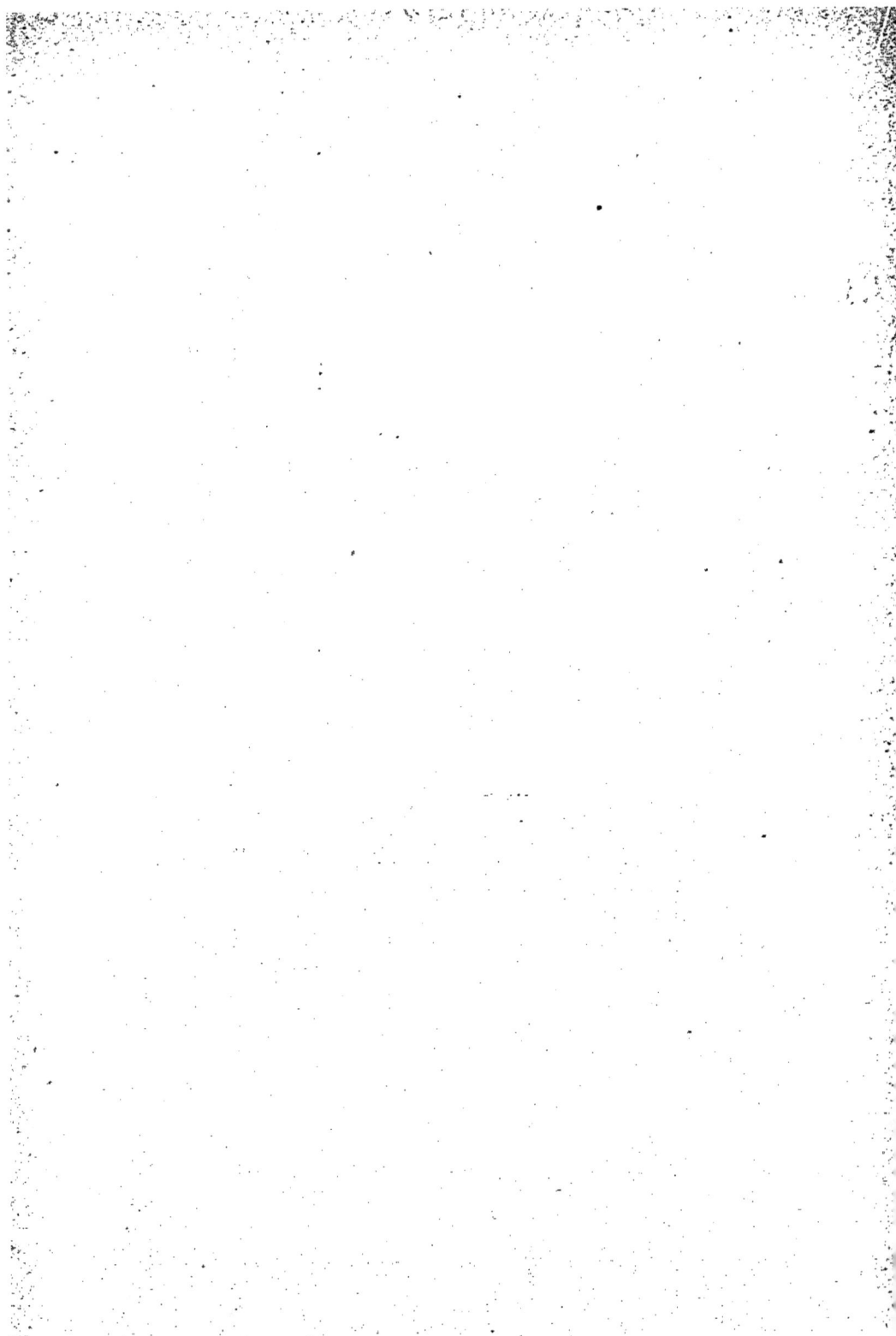

CONCLUSIONS

_____

1° Les causes immédiates des sarcomes du corps de l'utérus restent encore du domaine des hypothèses ; tout au plus si l'on accorde aujourd'hui quelque valeur à certaines causes favorisantes, telles que le traumatisme, la présence d'un fibrome antérieur et surtout l'âge ;

2° Les recherches — de date relativement ancienne — sur l'histogenèse de ces tumeurs n'ont abouti qu'a de nombreuses théories, conjonctive, musculaire, endothéliale, périthéliale, qui toutes ont encore aujourd'hui leurs partisans ;

3° Le microscope montre dans ces tumeurs, à côté d'éléments arrondis et fusiformes, des cellules atypiques nombreuses, géantes et à noyaux bourgeonnants, — signes certains de malignité —, et, surtout dans les sarcomes de la musculeuse, des zones myxoïdes et nécrotiques, pouvant aboutir à la formation de pseudo-kystes ;

4° Le sarcome de la muqueuse offre une symptomatologie qui, associée souvent au résultat d'un examen histologique, peut permettre son diagnostic ; mais le sarcome de la musculeuse offre des signes cliniques insuffisants pour interdire de le confondre avec un épithélioma du corps utérin, — mais rarement, — et, plus souvent, avec un kyste de l'ovaire et surtout un fibrome cavitaire ;

5° Le pronostic de l'affection est aujourd'hui peu favorable, de même que les résultats éloignés des opérations actuelles. Mais si les sarcomes de la muqueuse et les cas probables et douteux de sarcomes de la musculeuse sont traités, — et de

bonne heure —, par l'hystérectomie abdominale totale, la
période fatale de l'évolution de ces tumeurs sera sans doute
retardée, peut-être même écartée. Quant aux sarcomes méconnus de la musculeuse, qui auront été traités par l'hystérectomie
subtotale, ils pourront secondairement, et après leur examen
histologique, réclamer l'ablation de la portion utérine laissée
au cours de la première opération.

BIBLIOGRAPHIE

Aubry. — Du sarcome diffus de la muqueuse utérine. Thèse de Paris, 1896.

Augier. — Sarcome utérin à cellules polymorphes et à cellules géantes. *Sciences médicales de Lille*, 1905.

Amann. — Ueber Neubildungen de Cervicalport d. uter., 1892.

Bard. — Précis d'anatomie pathologique, 1899.

Boursier. — Sur un cas de fibro-sarcome de l'utérus. *Journ. de méd. de Bordeaux*, 1905.

Boldt. — Endothéliome de l'utérus. *Amer. Journ. of Obst.*, décembre 1893.

Brault. — Anatomie pathologique dans le manuel d'histologie pathologique de Cornil et Ranvier, 1902.

  — Myome malin de l'utérus. Société anatomique de Paris, 28 mai 1900.

Callender. — Transactions of the London Pathologic Society, 1858.

Chavannaz. — Trois cas de fibromes utérins sphacélés. *Journ. de méd. de Bordeaux*, 1908.

Charreire. — Myomes et monopause. Thèse de Montpellier, 1907.

Cornil et Ranvier. — Anatomie pathologique, 1902.

Coyne — Anatomie pathologique, 1904.

Cuthbert-Lockyer et Dobas (A.). — Transformations périthéliomateuses d'un fibrome utérin. *Proceedings of the Royal Soc. of Med.*, janvier 1909.

Druon. — Néoplasmes kystiques de l'utérus. Thèse de Paris, 1898-1899.

Claisse. — Recherches sur le développement des fibromyomes. Thèse de Paris, 1900.

DEVIC et GAILLAVARDIN. — Contribution à l'étude des leïomyomes malins. *Recue de chir.*, 1901.

DEALE. — Sarcoma fundi uteri. *Amer. Journ. of Obst.*, février 1905.

DAVEZAC. — Sarcome utérin. *Journ. de méd. de Bordeaux*, 1881.

EDRLICH et APPOLANT. — Transplantation du carcinome chez la souris. *Semaine gynéc.*, 1906.

FAURE et SIREDEY. — Traité de gynécologie, 1911.

FISHER. — Sur l'origine des néoplasmes. *La Semaine médicale*, 1906.

FORSSEN. — Le carcino-sarcome de l'utérus. *Arch. für Gyn.*, 1909. *Presse médicale*, février 1909.

FERRÉ. — Sarcome globo-cellulaire primitif. *Ann. de gyn.*, 1909.

FISLAY. — Uterine myoma becoming sarcomatous. *British. med. Journ.*, 1883.

FRANQUÉ. — Sarcome utérin. *Zeitsch. f. Geb. und Gyn.*, 1899.

GRAD (H.). — Sarcoma uteri; radiotherapy. *Amer. Journ. of obst.*, 1905.

GESSNER. — Sarcoma uteri in Hand. für Gynæk., von Veit, 1899.

GUSSEROW. — Ueber Sarcoma des Uterus. *Arch. f. gynæk.*, 1870.

HARRENSCHMIDT. — Sarcome kystique de l'utérus. *Bull. et mém. de la Soc. anat. de Paris*, 1907.

HURÉ (F.). — Des sarcomes kystiques de l'utérus. Thèse de Paris, 1909-1910.

HOWARD A. KELLY. — Myomata of the Uterus, 1909.

HYENNE. — Principales dégénérescences des fibromyomes. Thèse Paris, 1898.

HUTCHINSON. — Transactions Lond. Path. Society, 1874.

HÉGAR. — Das sarcom des uterus. *Arch. für gynæk.*, 1871.

KREBS. — Allgemein pathol. anatomie, 1889.

KLEINSCHMIDT. — Ueber sarcom des Uteri. *Arch. f. gyn.*, 1891.

KUSTNER. — *La Gynécologie*, 1909.

LAURENT. — Fibro-myomes et sarcomes utérins. *La Clin. de Brux.*, 1891.

LAFONT. — La dégénérescence sarcomateuse des fibro-myomes. Thèse de Bordeaux, 1901-1902.

LATTEUX et PROUST. — Sarcome sphacélé de l'utérus. *Bull. et mém. de la Soc. anat. de Paris*, 1909.

Lovio-Haletzka. — Sarcome périvasculaire primitif de l'utérus. *Sem. gyn.*, décembre 1904.

Lambret et Gœhlinger. — Sarcome diffus de la muqueuse utérine. *Echo méd. du Nord*, 1906.

Malherbe. — Recherches sur le sarcome, 1901.

Mésétrier. — Le cancer. Coll. Brouardel et Gilbert, n. 13, 1908.

Maucclaire. — Fibrosarcome kystique de l'utérus. *Bull. et mém. de la Soc. de chir.*, novembre 1906.

Martin (A.). — Transact. of the Path. Society of London, 1390.

Orth. — Lehrb. d. spec. path. anat., 1893.

Nové-Josserand. — Etude sur les tumeurs conjonctives des muscles et sur le fibrome à évolution maligne. Thèse de Lyon, 1895-1896.

Pick. — Zur Histogenese und Classif. der Gebarmuttersarcome. *Arch. für gyn.*, 1895.

Paviot et Bérard. — Du cancer musculaire lisse et de celui de l'utérus en particulier. *Arch. de méd. exp.*, 1897.

Piquand. — Le sarcome de l'utérus. Thèse de Paris, 1905.
  — *Rev. de chir. et de gyn. abd.*, 1905.

Pilliet et Costes. — Contribution à l'étude de l'anatomie pathologique des fibromes utérins. *Soc. de biol.*, 1891.

Pilliet. — Sur l'évolution sarcomateuse des fibromes utérins. *Soc. anal. de Paris*, juillet 1891.

Proust-Caraven. — Sarcome-myome-malin de l'utérus. *Bull. et mém. de la Soc. anal. de Paris*, 1905.

Pozzi. — Traité de gynécologie, 1905.

Polosson. — Myome malin de l'utérus. *Lyon médical*, 1910.

Proterat. — Fibrome utérin; dégénérescence myomateuse. *Bull. et mém. de la Soc. anal. de Paris*, 1905.

Prince. — Endothélioma de l'utérus. *Trans. of the obs. Soc. of Philadelphia*, sept. 1902.

Richelot. — Chirurgie de l'utérus, 1901.

Rogivüe. — Du sarcome de l'utérus. Th de Zurich, 1876.

Schwartz. — Cas de sarcome primitif. *Société de chirurgie*, 1902.

Schumann. — Métaplasie sarcomateuse de certains fibromes utérins. *Amer. Journ. of obst.*, 1909.

TERRILLON. — Sarcome de l'utérus. *Bull. et mém. de la Soc. de chir.,* 1890.

TIXIER et LECÈSE. — Précis de pathologie chirurgicale, 1909.

TRIPIER. — Traité d'anatomie pathologique, 1901.

TOUPET et LEBRET. — Transformation sarcomateuse d'un fibrome. *Bull. et mém. de la Soc. anat.,* 1905.

TAYLOR. — Sarcome de l'utérus, *Amer. Journ. of obst. N. Y.,* 1909.

VEIT. — Medullasarcom der Gebarn. Krank der Weibl. Gesch., 1867.

VON KAHLDEN. — Das sarkom des uterus. *Ziegler's pathol. anat.,* 1893.

VALENTIN. — Repertorium für anatomie and physiologie, 1837.

VERDIER. — Cancer épithélial et sarcome diffus de la muqueuse. Hématométrie. Thèse de Paris, 1905-06.

VIRCHOW. — Pathologie des tumeurs, trad. Aronsoln, 1871.

VIOLET et ALAMARTINE. — Leiomyome malin de l'utérus. *La gynécologie,* 1910.

VILLARD (Paul). — Du myome malin de l'utérus. Thèse de Lyon, 1905.

WILLIAMS. — Beitr. z. Histologie und Histogenese des uterus-sarkom. *Zeitschr. f. Heilk,* 1891.

WENZEL. — Ueber die Krankeiten des uterus, 1816.

ZIEGLER. — Anatomie pathologique, 1893.

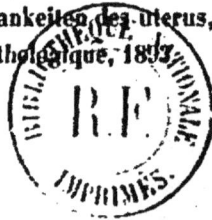

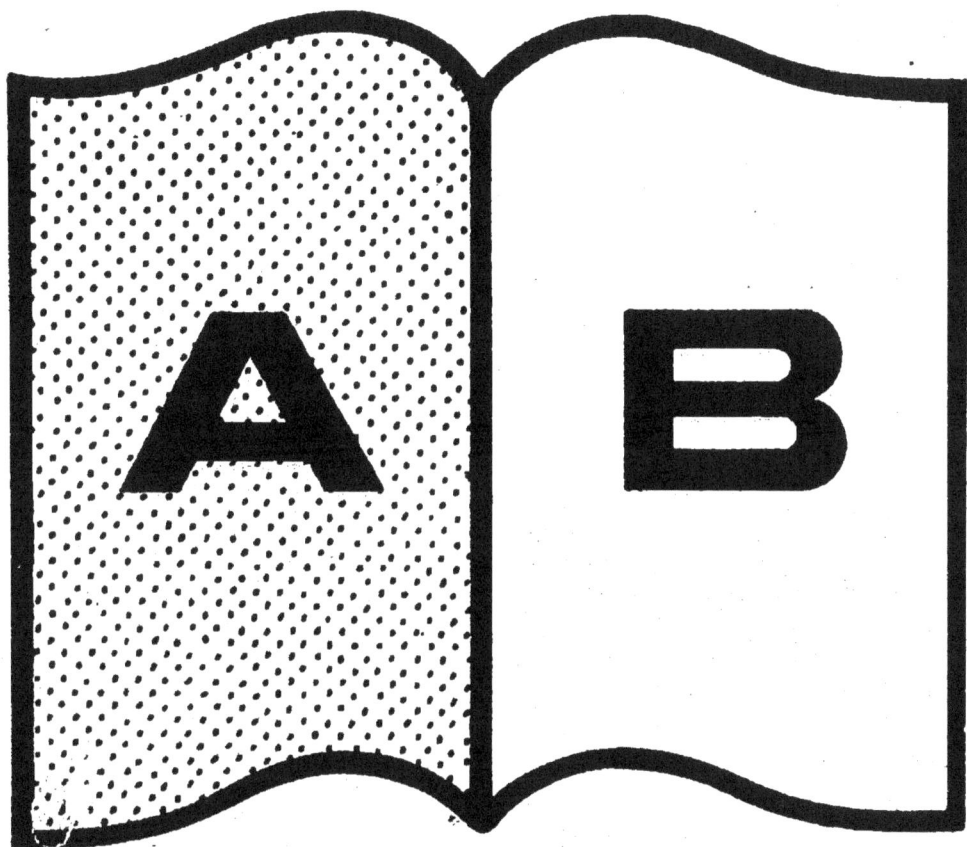

Contraste insuffisant

NF Z 43-120-14

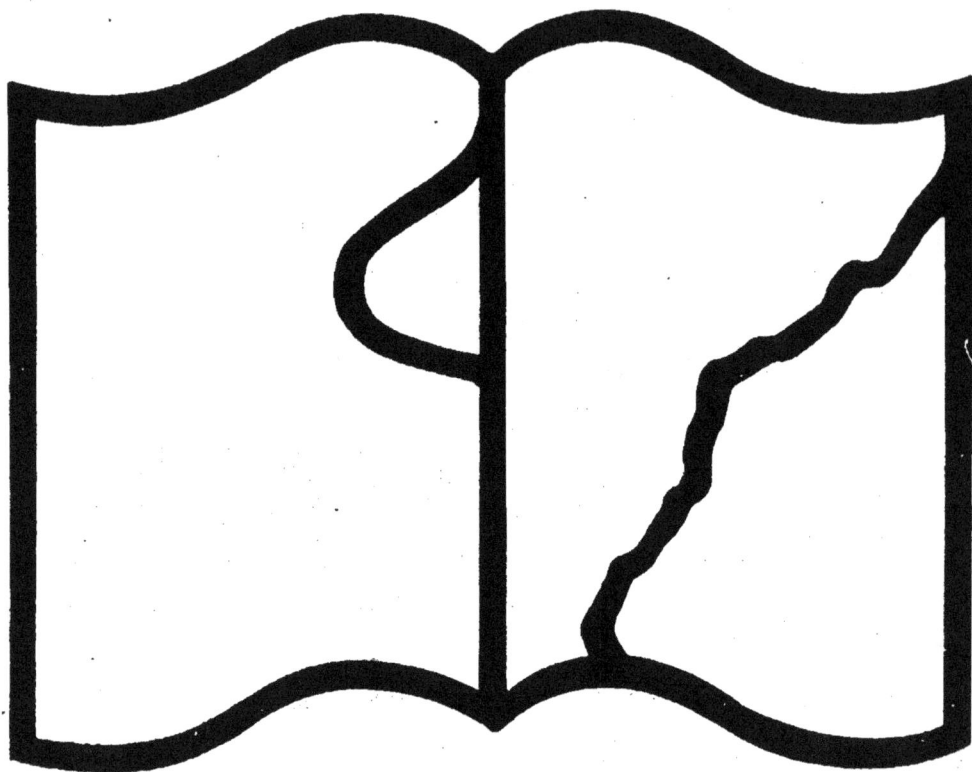

Texte détérioré — reliure défectueuse

NF Z 43-120-11